全国名老中医药专家石志乔工作室

第七批全国老中医药专家学术经验继承工作指导老师

杏林叟八秩心悟

石志乔 主编

全国百佳图书出版单位

中国中医药出版社

·北 京·

图书在版编目（CIP）数据

杏林叟八秩心悟 / 石志乔主编 . -- 北京 : 中国中
医药出版社 , 2025.4（2025.5重印）
ISBN 978-7-5132-9386-0

Ⅰ. R249.7

中国国家版本馆 CIP 数据核字第 2025JF4920 号

中国中医药出版社出版

北京经济技术开发区科创十三街 31 号院二区 8 号楼
邮政编码　100176
传真　010-64405721
北京盛通印刷股份有限公司印刷
各地新华书店经销

开本 880×1230　1/32　印张 5.75　字数 134 千字
2025 年 4 月第 1 版　2025 年 5 月第 2 次印刷
书号　ISBN 978 – 7 – 5132 – 9386 – 0

定价　29.00 元
网址　www.cptcm.com

服 务 热 线　010-64405510
购 书 热 线　010-89535836
维 权 打 假　010-64405753

微信服务号　zgzyycbs
微商城网址　https://kdt.im/LIdUGr
官 方 微 博　http://e.weibo.com/cptcm
天猫旗舰店网址　https://zgzyycbs.tmall.com

如有印装质量问题请与本社出版部联系（010-64405510）

《杏林叟八秩心悟》
编 委 会

主　编　石志乔

副主编　石　颖　李守山　赵佼佼　倪福林

编　委　（以姓氏笔画为序）

王克球　牛培宁　卢亚琼　史文迪

史艳红　许海芹　陈如松　岳　强

周海建　赵　艳　姚业军　蒋　磊

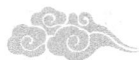

石志乔简介

石志乔，男，1943 年 12 月生。

一、工作简历

1969—1971 年在 6011 部队医院工作，1971—1974 年在江西省建设工程局职工医院工作，1974 年以后在江苏省泗阳县行医。1998 年晋升主任中医师，2002 年获评江苏省名中医，2017年被评为全国基层名老中医药专家，建设传承工作室，2018 年被评为全国基屋名老中医药专家、第六批全国老中医药专家学术经验继承工作指导老师，2022 年被评为第七批全国老中医药专家学术经验继承工作指导老师和第四批江苏省名老中医药专家，并建设传承工作室。

二、从医历程

石志乔始终崇尚医德修养。他说："医德是医学的灵魂，医术是医学的躯体。没有医德的医术，即使偶露峥嵘，也只能昙花一现；而没有医术的医德，就等于空中楼阁，对于治病是毫无意义的。""医德与医术又是可以相互转化的，一个具有高尚医德的医生，是不会容忍自己的医术低劣的，他一心救死扶伤，靠着使命感，他会自觉地勤奋学习，百折不挠，不断提高自己的医疗技术，提升自己的服务能力。"石志乔正是用医德统帅医术，夜以继日，刻苦钻研，不断提高自身医术，成为德艺双馨的名老中医。50余年来，经他诊疗痊愈的病例不计其数。他医德好，医风正，医心善，医术精湛，于2002年被评为江苏省名中医，2013年又被评为首届宿迁市名中医。

石志乔说："中医历来把患者当作衣食父母，患者不惜将宝贵的生命交到你手中，你能不敬畏？患者如果不选择你，怎能验证你的医术呢？你纵有天大的本事，又有何用？所以，医生对患者，不仅要有敬畏之心，更要有感激之情。"他是这么说的，也是这么做的。他面对患者，态度和蔼，慈眉善目，满怀同情，问诊时，轻声慢语，如临贵人，无论多忙，也要详细进行四诊，务必把疾病的前因后果搞清楚，对待患者的提问有问必答，不厌其烦。有的患者，排泄物又脏又臭，他毫无顾忌地去观看；有的患者，行动不方便，他就亲自到患者身边诊脉；有的患者在下班时才到诊室，他就延迟下班，务必为患者诊治完才离开诊室；有的患者有心理障碍，他以诚相待，耐心疏导，帮助患者从恐惧、愤恨、怀疑、埋怨、抑郁等困境中解脱出来。他从不对患者发脾气，也不埋怨、恐吓患者。他说："医生的目光、态度、话语犹如增效剂。患者见到医生关切的目光、和蔼的态度，听到医生真诚的话语，即使尚未用药，病就可以减去几分，用药的效果肯定好。反之，患者见到医生态度生硬或者冷漠，难免有雪上加霜之感，疗效肯定是不会好的。"石志乔对所有患者都非常认真、负责，轻症不轻视，重病不推诿。不论患者贫富贵贱、是亲是疏、男女老幼，都平等对待。他严格依病情开药，需要什么开什么，从不轻易开大处方、贵处方，决不谋求私利，只要能有简、便、廉、验方法可用的，决不让患者多花钱。

石志乔的从医历程，可以用他自己的话概括："我平生最注重三件事：钻研中医、弘扬中医、传承中医。"

他幼承家教，酷爱学习，尤爱钻研中医，博览群书，偏重经典，常常手不释卷，精究《伤寒论》《金匮要略》，擅用经方疗疾，取得良效，深受一方群众的欢迎和爱戴。他读书时一有心得，立即记下，平素上班审病立法，处方用药，常常记录留底，以备日后进一步研究，总结提高，记录本已有100多本，都是有一定价值的宝贵临床资料。在认真学习、反复实践的基础上，他撰写医学论文30余篇，其中在杂志上公开发表25篇，在国内外学术会议上交流10余篇。他退休后，初衷未改，钻研医术的热情更高。他反复阅读《伤寒论》和《金匮要略》原文，参考诸家注释，多方收集资料，结合个人心得，秉仲景原旨，节其要而为歌括，字斟句酌，数易其稿，直至言简意赅，堪启后学，终成《老中医经方歌括译释》一书，于2013年9月由人民军医出版社出版发行。他还著成《伤寒论重点条文旨奥》一书，由学苑出版社于2020年9月正式出版发行。

石志乔是泗阳县中医院针灸科创始人。干一科爱一科，他除了进行常规门诊，用针灸治疗常见病、多发病，还潜心研究一种古典针法——子午流注纳甲针法。该法较难掌握，主要难在实时开穴的推算法上，他在深入研究掌握精髓的基础上，结合临床实践，将该法予以简化，使原本深奥复杂令人望而生畏的推演法变得简单，便于操作。他所撰写的论文《简化子午流注纳甲针法推演法》，获得全国"时珍杯"医药学术论文大赛一等奖、第三届世界传统医学大会"国际优秀成果奖"，后被《四川中医》在"理论探讨"专栏收录，排在杂志第三篇，在全国影响力很大，该文还获得淮阴市政府自然科学优秀论文三等奖。

　　他在门诊上班，内、妇、儿各科病均看，尤其潜心脾胃病诊治研究已有50年。临床以重脾胃著称，主张在各科、各病的调治过程中始终顾护脾胃，防止脾胃受伤，对于有伤脾胃副作用的药物谨慎用之，且必配缓解之药。他倡导将调理脾胃法运用到养生疗疾全过程中。他自制"开胃方"和"醒脾方"，随病情需要随时用上，为无数患者解除了不思饮食或食而不化之痛苦，并由此使诸重症、难治之症逐渐向愈。他在诊疾时，不被辨证施治之常法限制，喜欢在经方的基础上辨证加减，如在治疗胃食管反流病时，以旋覆代赭汤为基本方，再结合辨证加减用药，有执简驭繁之妙，疗效也很好。

　　石志乔说："振兴中医事业，人人有责，尤其是老一辈的中医，技术不能带走，经验不可埋没，在其有生之年，一定要把平生所学所得奉献出来，留于后人。"靠着这种信念，他不顾年老体弱，唯恐时间不够，夙兴夜寐，自加压力，一边工作，一边著作。白天工作较忙，没有时间整理思绪，他就在晚上加班加点。经过深思熟虑和精雕细琢，他将自己积累了半个世纪的治疗脾胃病的经验总结出来，著成《脾胃科诊疗要略》一书，于2017年8月由北京大学医学出版社出版发行。为了弘扬中医，在中医中药下乡活动中，在宣讲养生保健知识的市民讲坛中，他都认真备课，不辞劳苦，不计报酬。

　　他有一颗传承中医的热心。他说："中医要发展，光靠我们这些老头老太太不行，要启迪后学，培养接班人。"他多次参与全县中医人员培训提高工作。对历年来在医院实习的每一个大学生，他都认真负责，严格带教，诲人不倦，以身作则，身教重于言教。在泗阳县卫生职工中等专业学校执教中医期间，他努力钻研教材，认真备课，为启发学生兴趣，格外注重讲课的艺术性和趣味性，经常把与中医有关的诗词歌赋或医林掌故应用到课堂教学实践中，大大提高了教学效果。他撰写的教学论文《中医课导入七法》发表在核心期刊《中医教育》（1994 年 7月）上，该文获得了江苏省卫生厅苏卫教〔93〕5 号文的通报表扬。他在教学《中医儿科学》时，把教材中各病之证方都编成了歌诀，深受学生的欢迎。带着"知识不保守，经验不带走"的理念，他不辞劳苦，将几年的备课笔记整理加工，删繁就简，去粗取精，精益求精，经过两年的努力，终将《好学易记中医儿科学证方歌括》一书奉献于世，此书于 2015 年 5 月由人民军医出版社出版发行。

　　石志乔先生的医学成就得到了国家主管部门的肯定，他本人被赋予重大使命——2017 年，国家中医药管理局审核确定，石志乔为全国基层名老中医药专家传承工作室建设项目专家；2018 年，国家中医药管理局审核确定，石志乔为第六批全国老中医药专家学术经验继承工作指导老师，以及全国基层名老中医药专家传承工作室建设项目专家。2022 年，国家中医药管理局又公布了 2022 年全国基层名老中医药专家传承工作室建设项目专家名单，第七批全国老中医药专家学术经验继承工作指导老师及继承人名单，同年，江苏省中医药管理局发布了第四批江苏省名老中医药专家传承工作室建设项目专家名单，石老均名列其中。

　　石志乔已退休 20 年，一直不忘初心、牢记使命，退而不休，埋头苦干，尽职尽责，衣带渐宽终不悔，一心只为事业忙。生命不息，学习不止，工作不歇，笔耕不辍，但愿今生无憾事，征程正未有穷期。这是什么精神？这是著名诗人臧克家先生笔下的"老黄牛精神"！让我们怀着无比崇敬的心情将臧克家的诗作《老黄牛精神》奉给石志乔老师：

> 块块荒田水和泥，
> 深耕细作走东西；
> 老牛亦解韶光贵，
> 不待扬鞭自奋蹄。

石志乔工作室
2025 年 1 月

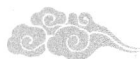

前　言

　　2022年，全国基屋名老中医药专家传承工作室建设项目专家名单，第七批全国老中医药专家学术经验继承工作指导老师及继承人名单，第四批江苏省名老中医药专家传承工作室建设项目专家名单先后公布，本人榜上有名，实属意外。消息传来，庆幸、感激、不足、羞愧、亏欠、担心、奋进、图报、戒骄、戒躁、重担、鞭策、激励、差距、思齐……禁不住百感交集，强烈的责任感和使命感萦绕胸怀，催我奋进。

　　文件要求，每个工作室出一本关于医话、医论、医案的书。我想，这既是上级的殷切期望，也是领导的信任和鼓励，应该积极响应。书能不能写好是水平问题，写不写则是态度问题。我自知理论水平有限，写医论没有底气，就选择写医话、医案吧。其实我也不是善写医话、医案，勉于两难之中取稍易而已。写不出什么金玉良言、连珠妙语，只好不揣浅陋，写一点普及型的医话吧。我对自己的要求就是不求全面、完整，不追求高精尖，更不要标新立异，杜绝假大空，只要真实、自然，言必由衷，称意而发，所有医话，必须首先保证不会误人子弟，在此基础上，若能让后学者在某一点或几点上受到启发，有所感悟的话，不亦悦乎。

　　关于医案，我工作了几十年，还是有一些的。不必授人以鱼，而是怀着授人以渔的初心，我把效果尚好的一些病例挑出来，把治疗的经过、用药前的想法、用药后的评估，如实写出来，全部维持原貌，没有矫揉造作，没有哗众取宠，不怕贻笑大方。我把医案整理成切合实际的资料，后学者通过对医案抽丝剥茧、条分缕析，能得到启迪，逐步养成思考分析的习惯，逐步掌握如何在纷繁复杂的病情中理清头绪、找到重点、抓住纲领，从而把病因病机、理法方药一一落到实处，获取千虑之偶得。为此，在遴选医案时，我首先确定了三不选、一优选原则：一不选太简单案例，二不选太典型案例，三不选疗程太长（超过6个月）的案例；优选那些有点复杂、有点难度的病例。在这一原则基础上，我臻选出近年来有案可稽的实效医案30例。每次讲一案，我会先把患者基本情况、现病史及四诊综合资料告诉学生，然后让学生逐个进行分析并说出理法方药，最后综合点评——我是尽量按照历练抽丝剥茧、启迪悟性思维的路子走的。尽管我们的思路和疗效不一定是最好的，但是那是真实的案例。希望这些案例能给后学者提供一点参考，能给同道们起到一点抛砖引玉的作用。读本书医案虽然学不到立起沉疴、起死回生的方法，也学不到抢救急、危、重、顽症的诀窍，但若有一两个暂时迷茫的人顿开茅塞，不亦乐乎！

　　关于书名，我初拟"八秩妙悟"，一心要把自己多年的行医感悟和盘托出，以益后学。及至成稿，反生羞愧。昔乾隆帝称赞黄元御"妙悟岐黄"，那是千真万确、恰如其分的，而我何许人也？竟敢使用"妙"字，太无自知之明，太不自量力了吧。九野之内，尚有太多满腹经纶、身怀绝技的高手，我这不是在关公面前耍大刀嘛。自测自评，所写的医话和医案，均未达到一定的高度，内容与"妙"字距离甚远，所以本书名字断不能用这个"妙"字，那么，书名改成什么好呢？我搜肠刮肚，思来想去，总是想不出什么名堂，好像变成泄了气的皮球一样。正当我一筹莫展之时，远方好友李君提出建议：书名叫"杏林叟八秩心悟"怎么样啊？对！我拍案叫绝，果然是好友，心有灵犀，我不就是杏林中的一个老头吗？八十多岁了，中医知识不过沧海一粟而已，要说有什么收获的话，也绝不是什么"妙悟"，充其量不过是管窥之见罢了。"杏林叟八秩心悟"这个名字好，读起来顺口，听起来顺耳，瞬间在我心中扎下了根，我特别喜欢它。喜欢就留下呗，我就这样定下了，就用"杏林叟八秩心悟"这个名字，权作"敝帚自珍"吧。用我的学而无厌，做我的诲人不倦，担当生前事，何计身后评？人们怪我、笑我、罪我、慰我……一任当世，不亦君子乎！自嘲一笑，一切随缘吧。

　　如蒙有缘看到此书的良师益友们慷慨赐教，吾愿足矣。不仅荣幸之至，更加感激不尽。

石志乔
甲辰年季夏，于泗阳中医院

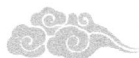

目 录

上篇　课堂实录医话

下篇　臻选实效医案

言必由衷，缘意而发

运用之妙，存乎一心

上篇　课堂实录医话

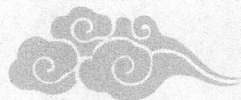

肺腑勉言

一、学医人必备的素养——在传承工作室启动仪式上的讲话

大家好，很高兴在此时此地与大家相聚相识、相互切磋中医学。在进行交流之前，请允许我说几句心里话。古代有一种说法叫"医不叩门，道不轻传"，这是什么道理呢？试想，如果病家没有需求，你主动送医送药上门服务或传讲医学知识，能受到信任、受到尊重、受到欢迎吗？医道是神圣的、伟大的。昔日黄帝向老师问道时，老师让黄帝先守戒，先净化心灵，保持无比崇敬而又谦卑的态度，然后才可以接受大道。在老师的心目中，无德之人不配入道，道中人的德行是最重要的，这为后世医家确立了择徒的标准。继承人首先要有德，要尊师重道，也要有"不为良相，便为良医"的雄心壮志，有德有志又虔诚方可成为传人，故曰"道传仁者，艺献信人"。然而，有仁德不是光凭一时一事、一言一行就可确认的，必须经过长时期的考验才行，能够不忘初心、牢记使命，矢志不渝，百折不挠，坚持到底的人，才是值得信任、配得传承的人。又因为道乃天道，不是常人能看得见、摸得着的东西，得道要有悟性，要心领神会，道家说"传道不传火"，就是说这个火候是不传的，这不是保守，实在是因为这个火候难以用言语表达清楚，只能经过长期实践，修行到一定程度的时候，师父一点即通，甚至可以不点而霍然自通，犹如瓜熟蒂落、水到渠成。现在我们大家有缘

走到了一起，虽然未经长期修练和考验，但我们有党的坚强正确的领导，又有弘扬中医政策的明灯指引，所以我们对中医事业的前景充满信心，这是从大处着眼。另外，还要从小处入手，就从学做人开始吧，学艺必须先学做人！学做怎样的人？要学做信道有德、忠信传习的人。"忠信传习"四字渊源久远，曾子说过："吾日三省吾身：为人谋而不忠乎？与朋友交而不信乎？传不习乎？"今天，我为"忠信传习"四字赋予新的内涵，并推荐给大家。忠，就是忠于中华民族、中国人民和中医事业，忠于志同道合的、为中医事业谋传承发展的人。信，就是诚实守信，与值得的人互相忠诚，不光是朋友间。传习，就是传授知识和练习实践。我们每个人都是承前启后的人，既是学生，也是老师，既要把我们的老师传授给我们的知识适时地付诸实践，取得真知灼见，又要把真知灼见传授给我们的学生，我们的学生也必须理论联系实际，知行合一。"忠信传习"四字，我认为是做人的根本，也是做事的基础，更是事业成功的保证。我由衷地希望大家牢记"忠信传习"四字，做信道有德的人，坚定雄心壮志，为祖国、为人民而抓紧时间，勤学苦练，向着祖国医学的巅峰努力攀登吧！勤奋可以成就天才，忘我才能铸造辉煌！

二、走中医路必背的语录——在第五个医师节上的讲话

今天是个好日子，大家欢聚一堂，共庆我们自己的节日。值此良辰吉日，我把最美好的祝愿献给大家，敬祝每一位医师和全体同志节日快乐、事业有成、家庭和美、万事如意。我没有任何理由浪费大家的宝贵时间，只借用12个字和3句话与大家共勉。

运用之妙，存乎一心

这 12 个字就是不忘初心、牢记使命，妙悟岐黄。

前 8 个字是习近平总书记在党的十九大提出的，后 4 个字是乾隆皇帝亲书赐予黄元御的。初心和使命是什么？——为中国人民谋幸福，为中华民族谋复兴。中医人的使命就是为祖国人民谋健康，为祖国医学谋复兴。复兴中医事业的使命就在我们在座每一个人的身上。我们的任务就是要学习中医、传承中医、弘扬中医，我们的目标就是妙悟岐黄。只有把岐黄之术妙悟了，才有可能登上医学科学的高峰。"悟"字的结构有三部分："五"即五官及应用五官获得感性认识，全面获得感性材料；"忄"代表用心，心藏神，主神明；"口"代表脾，脾藏意，主运化。悟就要用心在意，要达到专心致志、一心一意的地步，要全神贯注，全心全意。有了这种思想境界和态度，还怕有什么悟不透的东西吗？如果说，我在学习岐黄的过程中悟到了一些方法，或者在传承中医的道路上做了点事，取得了一些成绩的话，首先要感谢党，感谢党的信任和培养，也要感谢祖国人民的关怀支持，感谢领导和同志们的鼓励和推动。

如果说成绩中也有一丁点个人因素的话，我实实在在地汇报给大家：自信得益于五句话。那是我心中常念的五条语录，是最经典、最简练、最实用的五条励志语录。

第一条，人的差别在于业余时间（爱因斯坦），人的命运决定于晚上 8 点至 10 点。

第二条，勤求古训，博采众方（张仲景）。

第三条，在科学上没有平坦的大道，只有不畏劳苦沿着陡峭山路攀登的人，才有希望达到光辉的顶点（马克思）。

第四条，妙悟岐黄（乾隆）。

第五条，有志者事竟成（刘秀）。

这五条语录告诉我们什么呢？科学的高峰不是可望而不可即的，每个人都有希望到达光辉的顶点。我们中医人任重而道远，要做的事就三件：第一是抓紧时间学习和实践；第二是学习张仲景的方法——勤求古训，博采众方；第三是胸怀大志，不畏劳苦，勇攀高峰。让我们共同努力吧。我们初心如磐，使命在肩，目标明确，意志坚定，学习有方法，时间有保证，不畏劳苦，自强不息。我们的目标一定要达到，我们的目标一定能够达到。

运用之妙，存乎一心

从治未病谈起

一、感悟"不治已病治未病"

治未病的思想见于《伤寒杂病论》和《黄帝内经》（简称《内经》）两部经典著作。《金匮要略》中说："见肝之病，知肝传脾，当先实脾。"《素问·四气调神大论》说："圣人不治已病治未病。"两书都是强调治未病的重要性，《金匮要略》更是用"肝病治脾"的实例来说明治未病的具体方法。治未病主要包括未病先防和既病防变两个方面，这是很好理解的。但是不治已病就令人费解了，难道已病就真的不治了吗？不是不治，而是时机问题。

以肝为例，肝体阴而用阳，已病指"肝体"病，而不是"肝用"有病。如果只是"肝用"有病，是可以直接治肝的。如果肝体已病了，单纯治肝就不一定有效了。有效的方法是在"肝体"有病之前就加强预防，这包括恬淡虚无、精神内守、饮食有节、起居有常、不妄劳作，以及"虚邪贼风，避之有时"等养生防病理念。这些可以使"肝体"不病。如果肝体有病了，就不要立即治肝，而要知道肝病传脾的道理，当先实脾。已病之肝体也不是不治，而是在实脾的同时兼顾一下肝体，或者待肝体虚弱的时候再补之，这与针刺的理法也是一致的。《灵枢·逆顺论》云："上工刺其未生者也，其次刺其未盛者也，其次刺其已衰者也。下工刺其方袭者也，与其形之盛者也，与其病之与脉相逆者也。故曰：方其盛也，勿敢毁伤，刺其已衰，事必大昌。故曰：上工治未病，不治已病。此之谓也。"这段话的意思是说，高明的医生在疾病未发生之前就给予针刺；其次，在疾病尚未严重时就给予针刺；再次，在病邪已经衰退、正气未复时给予针刺。技术低劣的医工在邪气旺盛时，或者在病势正盛时给予针刺，或者在病的外部表现与脉象相反时给予针刺。所以在病势正盛的时候，不可以施以针刺，但在病势已经衰退时进行针刺，一定会有很好的疗效。所以说，高明的医工在疾病尚未表现于外时就予以治疗，而不是等疾病发作才采取措施，说的就是这个意思。

总之，无论是药治还是针治，都要治未病，不治已病。所谓不治已病，是指要掌握治疗的时机，在疾病无表现时就要预防，在疾病正盛时不可治疗，包括用药和针刺，但要预防疾病的传变，在病势衰退的时候可以治疗。叶天士提出的："治肝不应，当取阳明"与仲景的意思一样，不再赘述。

二、人的"终身大事"——调理脾胃治未病

什么是终身大事？是结婚生子吗？不是，那只是青壮年时期的大事。终身大事是从出生到死亡都必须关注的事情，唯有"健康"二字才是终身大事。

怎么样才能获得健康？"治未病"是不二之选。什么叫治未病？谁来担当治未病？未病不是无病，是隐藏着、未表现出来的病。《内经》曰："圣人不治已病治未病。"上工是否不会治已病？还是不敢治已病？说不治已病治未病，肯定是对的，但还要看怎么理解，看怎么治已病。

上工治已病之人，仍是先治其未病，张仲景说："见肝之病，知肝传脾，当先实脾。"就是说先要通过扶正，增强免疫力，先

安未受邪之地，先与病灶病体和平共处，慢慢地治愈它，达到强壮自身、清除病患的目的，即使不能清除，也不让其发展。怎样实现治未病的目的？怎样发现这个未病的病？望而知之谓之神，闻而知之谓之圣，问而知之谓之工，切而知之谓之巧。前两条很难，但抓住后两条，也是可以的。通过四诊全面掌握症状、病候、疾病以后，稍加分析就能知道证候、病性、病机，就可以进行治疗了。那么，具体如何治？我将从以下5点进行说明。

1.治未病的重点是什么？那就是调理脾胃，因为脾胃是后天之本，气血生化之源。

2.调理脾胃的重点是什么？是保胃气，也就是保食欲，保消化功能，首先要分清胃气的有无和强弱。

3.保胃气的重点是调其升降，升则保其用，养阳气；降则养其体，保阴液。胃气升降正常，胃的体用即正常，阴平阳秘则能保住健康。胃气也是脾胃之气，脾升胃降，脾胃的枢轴作用正常了，带动全身的气机运化正常了，正气复，则邪气自退。

4.调理脾胃并非脾胃科的专利，适用于临床各科和所有疾病。所有科室的所有疾病都应重视调理脾胃。

5.最重要的一条，在治疗所有疾病过程中，对患者一定要有敬畏之心、感激之情，培育医德，提高医术，医德医术本为一体。

三、治未病的重点是调理脾胃

中医学的治未病思想是国际公认的最先进、最超前的思想。这一思想，全民信仰，举世关注。它的内容包括情绪调节，睡眠调节，改变不合理的起居习惯和不良的饮食习惯，定期体检，

言必由衷，称意而发

辨识易感人群，调整偏颇体质，调整阴阳，调理脾胃，房事养生，体育锻炼，欲病救萌，有病早治，既病防变，谨防误治，用药禁忌，瘥后防复等。在这些内容中，我认为调理脾胃是最重要的。脾胃好，一切都易好，脾胃不好，一切都会变坏。正如李东垣所说，内伤脾胃，百病由生。亦如《内经》所说，正气存内，邪不可干，邪之所凑，其气必虚。《内经》中的正气是指源于先天的元气，元气必须由后天脾胃摄入营养不断充实，才能保持其正常的作用。李东垣指出，元气是人生之本，脾胃又是元气之本，人要去病延年，须实元气，而欲实元气当调脾胃，所以我们说治未病的重点就是调理脾胃。

四、调理脾胃的重点是保胃气

《内经》中说，人以胃气为本，五脏六腑皆禀气于胃，有胃气则生，无胃气则死。这些论断早已为临床无数病例所证实。毋庸置疑，人的胃气壮则五脏六腑皆壮，胃气衰则五脏六腑皆衰。

所谓胃气，不仅是胃的功能，而且涵盖整个脾胃系统的功能，包括食欲、舌苔、脉象和面色等几个方面。这几个方面之中，尤其食欲最重要，食欲的本质说到底就是人们的饥饿感。无论什么病，如果胃气不衰，知饥能食，病就易治，即使病很重也会有转机。相反，如果患者胃气已绝，不知饥也不能吃，治疗就大为棘手了。如若长期不饥不食，说明病势沉重，治愈的希望就比较渺茫了。所以，我们把保胃气作为调理脾胃的重点。

每次临证都必须把保胃气放在首位。首先要看胃气的有无和强弱，处方用药时，时时处处顾护脾胃。每一方每一药都要防止损伤胃气。一旦发现胃气受伤，就要立即调理，千万不能急功近利，必要时应暂停使用治疗原发病的药物，逐用开胃之药，甚至不惜花长时间、大力气，尽力调理脾胃。必待胃气复，胃口开，知饥思食，再议他药治病。

五、保胃气的重点是调理升降

保胃气，就是调理脾胃的消化功能，重点就是调理脾胃的升和降。脾与胃互为表里，同居中焦，通过经脉互相联络，二者一阴一阳，一脏一腑，一升一降，一主运化，一主受纳，密切配合，从而构成人体的重要功能单位——脾胃系统。脾与胃不仅在生理上密不可分，而且在病理上也互相影响。脾病常可影响胃的受纳，胃病亦可导致脾运失常，故在治疗上常二者兼顾。

《伤寒论》提到，"实则阳明，虚则太阴"，说明脾多虚证，胃多实证，叶天士更明确地指出："脾宜升则健，胃宜降则和。"这也充分说明，保胃气的重点是调其升降。脾胃除自成系统、主持人体消化功能以外，又是脏腑之气升降的枢纽。因其位居中焦，又极其重要，我们把它叫作升降运动的中枢。

升则上输于心肺，降则下归于肝肾。没有脾胃的升降功能，则清阳之气不能输布，后天之精不能归藏，饮食清气无以进入，废浊之气不能排出。只有脾胃功能正常，升降相因，才能维持清阳出上窍、浊阴出下窍、清阳实腠理、浊阴归六腑的正常升降运动。

除了脾胃系统，人体还有两大升降系统，即心肾系统和肝肺系统，都以脾胃为枢纽。心肾之所以能相交，也是通过脾胃来实现的。如王肯堂《证治准绳》中说："补肾不如补脾，以脾上交于心，下交于肾，故也。"

李用粹《证治汇补》中说："五脏之精华悉运于脾，脾旺则心肾相交。"唐容川《血证论》中说："血生于心而下藏于肝，气生于肾水而上注于肺，其间运行上下者，脾也。"黄元御《四圣心源》中说："脾主消化，中气旺则胃降而善纳，脾升而善磨，水谷腐熟，精气滋生，所以无病。脾升，则肾肝亦升，故水木不郁；胃降，则心肺亦降，故金火不滞。火降则水不下寒，水升则火不上热。平人下温而上清者，以中气之善运也。"这些经文一致说明，脾气的善运和脾胃的升降功能正常，是阴阳气血维持平衡的关键，也是脏腑之气升降的枢纽。

六、调理脾胃是脾胃科的"法宝"

调理脾胃是脾胃科的法宝，但不是脾胃科的"专利"，而是所有科治疗所有病的宝贝。

人生在后天，长在后天，壮在后天，老在后天，一切生命活动都是在后天进行的，所以保养好后天之本——脾十分重要。当然，心、肺、肝、肾等脏腑也很重要，但是，万物土中生，脾胃属土，每一个脏腑、器官、组织都不能脱离脾土运化吸收的水谷精气和营养，如果没有营养供给，它们的功能活动绝不会持久。脾为土脏，灌溉四旁，脾胃强则五脏六腑皆强，脾胃衰则五脏六腑皆衰，脾胃的健康强弱关系到所有脏腑经络、四肢百骸，保护脾胃就是保护五脏六腑，就是保护生命，就是保护健康。诚如张景岳所说："五脏中皆有脾气，而脾胃中亦皆有五脏之气……故善治脾者能调五脏，即所以治脾胃也，能治脾胃而使食进胃强，即所以安五脏也。"叶天士有"上下交损当取其中"之说，也十分重视调中的重要性。如果脾病影响到四脏，分治四脏而不愈，则仍需通过治脾而愈。亦如周慎斋所云："诸病不愈，必寻到脾胃之中，方无一失，何以言之？脾胃一伤，四脏皆无生气，故疾病日多矣。万物从土而生，亦从土而归，补肾不如补脾，此之谓也。"《内经》中"治阳不归阴，心肾不交，用半夏秫米汤"，就记载了通过调理脾胃来治疗心肾不交。再从临床实际看，在各科疾病的不同阶段，脾胃或迟或早都会受到影响，或因情绪发病，或由药物损伤，或由病情发展变化，都会使患者不知饥饿，不思饮食，从而给治疗带来重重困难。所以在各科各病的治疗中，医生都必须时时顾护脾胃，处处防止损伤脾胃。调理好脾胃，对各科各病都大有好处，千万不可轻视。可以毫不夸张地说，脾胃学说适用于所有学科，调理脾胃这一法宝适用于所有学科，任何患者，任何病种，无论何时，无论何地，必须把调理脾胃放在极其重要的位置上。

七、医德与医术的关系

医德和医术本为一体（医学），医术犹如医学的躯体，医德好比医学的灵魂。光有躯体，没有灵魂，无异于行尸走肉；光有灵魂，没有躯体，便是虚无。有德无术于病无益，有术无德枉为人医。医德统帅医术，指引医术，即所谓"德固其术"。医术印证医德，也就是"术造其德"。医德与医术是可以相互转化的，一个具有高尚医德、一心救死扶伤的医生，是不会容忍自己医术低劣、裹足不前的，他有一种使命感，他会自觉刻苦学习，不断提升自己的服务能力，使自己的医疗技术，乃至所在团队的事业快速发展，逐渐成为人们喜爱的医生。相反的，那些医德不高的人，就不会真正运用好技术为人民服务，这样的医生必然不受人们的尊敬，即使偶露峥嵘也不会持久，他们终将被社会淘汰出局。医生只有以精湛的医术服务于民众，才能实现他崇高的医德，所以说医德、医术本为一体，崇高的医德需要通过精湛的医术来体现，精湛的医术需要崇高的医德来统帅，二者缺一不可，密不可分。

八、认识五行

五行学说运用取象比类的方法，将自然界的万事万物分成五种类型，即木、火、土、金、水。

此说出自《尚书·洪范》，文中说："水曰润下，火曰炎上，木曰曲直，金曰从革，土爰稼穑。"

木曰曲直。曲，弯曲；直，伸直。原意是指树木的生长形态，为枝干曲直，向上向外围舒展。引申为凡具有生长、生发、舒展、条达舒畅、能曲能直等特性的事物和现象，均属于木。木的特征是既能曲，又能直。不能认为直好曲不好，或曲好直不好。能直不能曲、能曲不能直均不好，又能曲又能直才是好，才是将军之官的品质。

火曰炎上。炎是焚烧、炎热、光明之义；上是上升。炎上，是指火具有炎热、上升、光明的特性。引申为凡具有温热、上升、光明等性质和作用的事物和现象，均属于火。

木和火都具有上升和发散的性质，但木偏于上升，而火偏于发散。木上升到一定程度就变成了火，火上升到一定程度就要下降。

金曰从革。从，顺从；革，变革。从革指金有顺从、变革的特性。引申为凡具有清凉、肃降、收敛等性质和作用的事物及现象，均归属于金。顺从，即顺从君主的旨意，革是按照君主的旨意变革，这才是相傅之官的品质，如果有变革的想法，必须得到君主的批准，否则就是欺君之罪。

水曰润下。润，濡润、滋润，下即向下、下行，水具有滋润和向下的特性。引申为凡具有滋润、下行、寒凉、闭藏等性质和作用的事物和现象均归属于水。

金和水都具有向下和敛藏的特性，但金偏于向下，水偏于敛藏，金下降到一定程度就是水，水下降到一定程度就要上升。

土爰稼穑。爰，通"曰"；稼，种植谷物；穑，收割谷物。稼穑泛指人类在土地上种植庄稼和收割庄稼的农事活动。引申为凡具有生化、承载、受纳作用的事物和现象，均归属于土。

木、火、金、水四行都用"曰"，独"土"行用"爰"，这突出了土的重要性。"土"在五行中确实重要，哪一行都离不开土，土不但有土性，而且还兼有木、火、金、水之性，故"土为万物之母"，学术界还有"万物土中生""万物土中灭""土载四行"等说法。

九、关于学习的思考

关于学习，在汉语中是两个词，两个意。学是一个词，习是一个词。这个习，不是复习，而是实践。如孔子所说的"学而时习之"，曾子所说的"吾日三省吾身，为人谋而不忠乎，与朋友交而不信乎，传不习乎"，其中的"习"都指实践。学习要想有成效，首先要知道向谁学习，学什么，怎么学。

第一，向大自然学，就是要效法天地，大自然是经历春生夏长秋收冬藏，循环不息的，人类也要这样，生生不息，终其天年。

第二，学习古今圣贤，像吴鞠通那样虚心而师百氏，像张仲景那样勤求古训，博采众方。

言必由衷，称意而发

第三，向患者学，要带着感情学，学习患者是怎样与疾病抗争的。

第四，向自己学，留意患者用药前后有何变化。学自己是随时随地的，要每日三省吾身，好的言行继续发扬，不好的坚决改正。抓紧业余时间，用好晚上 8—10 点的黄金时段，要坚定志向，坚持不懈，自加压力，笔耕不辍！

在这里，我分享下我的学习方法，与诸君共勉：

①坚持写小论文，有感悟随时记录，晚上整理成文，以后经常翻阅，不断修改。

②一个病一个病地研究：参考教科书、期刊论文，花费 1 ～ 2 个月时间去综合整理一个病，择其精要，列出病因、病机、辨证、治法方药，之后不断地修改充实。一年研究 5 ～ 6 个病，2 ～ 3 年把本科常见病研究完。

顺便说一下本人以前的学习条件，那是 20 世纪 60—80 年代，那时的条件与现在比可以说是天壤之别，75 岁以上的老年人都清楚地记得那刻骨铭心的"三年困难时期"。1959—1961 年，是旱涝交错、台风连连、颗粒无收、民不聊生、锅里无粮米的年代。1960 年，又赶上苏联抽走资金，撤走专家，索取大量赔偿实物和资金。人民生活穷困到极点，树叶、树皮、草根都被人们吃光了，多少人营养不良，得浮肿病，多少人辍学，背井离乡地去讨饭，留下的学生只上半天课，体育课全停，一天的供应粮食还不足半斤。那时肚子饿哇，基本生活都难以维持，怎么坚持学习。越是穷困，夏天的蚊虫越多，没有驱蚊设备和药剂，只用芭蕉扇打一打而已。没有电灯，只有蜡烛，最好的是罩子灯、煤油灯。没有电扇，更没有空调，夏天只能用毛巾擦汗而已，冬天家里有一个泥火盆取暖就不错了。

我们这代人就是在这种情况下度过那段时间的。在这样艰苦的环境下，谁能上得起大学？是共产党把我们送到大学免费培养，使我们有了为人民服务的能力，怎能不感恩戴德？所以，我要永远忠于党，忠于祖国，将有限的生命投入无限的为人民服务中，有所担当，还要把中医事业传承下去。我要把学到的曾子的"忠信传习"告诉大家，希望大家都忠于党，忠于祖国，对同志、同事、周围的人都要诚信，还要理论联系实际，勇于实践。

十、辨证与辨病的关系

有人认为，西医是辨病的，中医是辨证的。我们认为：辨证和辨病是相结合的。辨证固然重要，辨病同样重要。这一点，在《伤寒杂病论》中非常明显。它的篇题就是"某某病脉证并治"，足以看出中医是既辨病又辨证的。辨证和辨病都是认识疾病的思维过程，都是以患者的临床表现为依据，进而确立疾病的诊断和治法，并据法治病。区别在于，辨病是为确诊疾病，辨证是为确立证候。辨证与辨病结合是中医学的一个基本特点，辨证辨病相结合体现为同病异治和异病同治。临床上以辨病为先，以辨证为主。常常是证候好了，病已痊愈了。然而也不尽如此，证候好了，无症状了，但病还未好的情况还是有的，这就要辨病施治了。

十一、如何应对轻也不轻、重又不重、难以下手的复杂病

黄元御说过："凡病则郁，凡病则虚。"有些患者总觉得身体处处不舒服，具体又说不出哪里有毛病；也有的患者说出很多症状，但很难归纳成什么病证，自称太严重。这两类患者非郁

言必由衷，称意而发

即虚，不虚则郁，并不危重。一般可以视病之新久来施行诊治，新病按郁证处理，久病则按虚病对待，都会有效。气郁宜施逍遥散，湿郁用平胃散，痰郁用二陈汤，食滞用保和丸，热郁用栀豉汤，虚病用八珍汤。歌曰：凡病则郁逍遥散，平胃除湿二陈痰，保和食积栀豉热，八珍气血两虚餐。

十二、何谓木郁达之

这是《内经》里的话，木代表人体的肝，"木郁"即肝郁，"木郁"是病象，"达之"是治法，遇到肝郁的病，就要使肝条达、通畅。那么，什么是肝郁呢？肝主疏泄，有太过和不及两种状态，如果肝气疏泄太过，人就表现为情绪亢奋、精神旺盛，易发脾气、头晕、头痛、烦躁、失眠。如果疏泄不及，人就会精神抑郁、多愁善感、胸胁胀闷，甚或唉声叹气等。

肝藏血，肝气郁结伤害的首先是血。因为气行血亦行，气滞血亦滞，肝郁者大多伴有肝血虚或肝阴虚，对于属虚的，阴虚或血虚的患者，不是疏肝理气就能解决，养血滋阴不能忘。

肝胆候于身体两侧，推动一气左升右降，气虽无形，但气为血帅，血为气母，血以载气，气驭血行，故察舌时，要注意舌两侧。一看舌体助辨虚证，凡舌头比较薄、软、瘦、撑不起来的都属于阴精亏、血虚、肾精亏；两侧凹进去的是肝阴虚、肝血虚、肾阴虚；舌两侧明显偏凹陷的，是虚证特征，患者肯定有血虚。二看舌形助辨肝郁，气郁的舌形也有特点，当观察到舌苔呈现出两条往上冲的态势，又或者发现两条对称的舌苔，乃至两条对称的黏液线，都在提示患者肝气郁结。此外，倘若舌头伸出来就能看到明显的两条棱，那就表示有较重的有形的郁结，这种情况下，就要从气分、血分两个层面同时着手，分别去疏通、破结。

　　气分肝郁，主要有两个较为典型的表现：其一为舌头左右不对称；其二是舌面上存在两条棱，也就是苔液线。通常而言，一旦出现舌头左右不对称的情况，基本可以判断为肝郁，此时务必要着重加强疏肝的调理。倘若舌苔呈现左边薄、右边厚的状态，这表明浊气壅滞在了人体右路。从气分角度来讲，此为木郁之象；从有形层面观察，是右路出现了问题。对此，一方面要从气分入手疏肝理气，另一方面需从有形的痰浊、瘀血层面发力，强化化解、通下的功效。浊气积聚在右侧，相当于在六腑的范畴，而人体右路的生理功能主降敛，所以适宜采用泻法，相对来说较为容易治愈。与此同时，如果患者还伴有舌色暗沉的症状，那么在治疗时还需运用温通、温化之法。

　　郁结重的患者，其体内之气难以顺畅外达，致使舌面凹凸不平，有形的郁结比较重，所以要率先使用破结、破气药，还要养胃气。莪术、山楂、延胡索破有形郁结，柴胡、陈皮破气分郁结，生地黄可养阴。郁久必伤阴，对于郁结深重的情况，单纯养阴的效果欠佳，因为气走不动，所以先要破结，化解有形之邪，使无形之气得以流通，然后加上养阴的药，病情才能慢慢好转。

　　症状稍微轻点的患者，舌苔偏少，色泽偏暗、偏深，说明瘀得久，神气比较差，同样需先行破结。但凡存在肝气郁结者，都要先破结！疏肝用薄荷、香附，郁结重者就多用一些。如果还有一点舌苔，舌头比较紧、偏瘦、偏暗，是气郁很深、气出不来的表现，也是要破有形的郁结，然后破气分郁结，再加上养阴运中之法。舌头开裂、有裂纹则是郁结太重，气在此处不能通行，缺乏气的濡养，组织便会慢慢地开裂、枯裂，这是郁结太重，造成气血局部缺损而形成的。舌中的裂纹即舌中缝对应脊柱，中缝深，提示脊柱有问题，脾胃不好，颈椎不好，一般会有后背发凉、脖子僵硬等问题。整个舌体发黑，比较厚，比较结实，有滞满感，是偏血瘀的舌象，提示气郁、血瘀都有。

　　小结：所谓木郁，即肝郁也。所谓达之，即疏肝利胆，理气解郁，破结流通，使一气畅通，达到五脏调和、水火相济、阴平阳秘。如何达之？肝气郁结，疏肝理气即可达之，四逆散或柴胡疏肝散是也。肝郁化火，当在疏肝基础上加清肝泻火之品，如龙胆泻肝丸、丹栀逍遥丸等。肝郁克土者，当佐以扶土抑木，如四逆散、痛泻要方。肝胆湿热，当疏利肝胆，促进胆汁分泌，如茵陈蒿汤等。肝风内动者，平肝息风即可达之。达之之法，还有很多，运用之妙，存乎一心。

漫话脾

一、何谓太阴，何谓至阴

太者，大也，古时太与大通用，现代用太，表示比大更大，有最大的意思。太阴即最阴，阴最多。至，即最的意思，至阴指阴最多，故太阴即至阴。

太阴与至阴，在《内经》里是怎么说的？在《素问》的《太阴阳明论》《诊要经终论》《五常政大论》及《六元正纪大论》《金匮真言论》里都谈到了太阴脾土的问题，《灵枢·九针十二原》说："太阴者，言肾水也。"《素问·水热穴论》中说："肾者，至阴也，至阴者，盛水也。"

《素问》和《灵枢》都是《内经》内容，一个说太阴即脾土，一个说太阴即肾水，表面看起来有点矛盾，但透过现象看本质，就不矛盾了。这里有其深意，就是先后天之本的关系。脾主运化水谷精微，化生气血，是后天之本，肾藏先天之精，乃生命之本源，为先天之本，先天与后天互相资生，互相依赖，互相促进，先天对后天有激发和温养作用，后天则补充培育先天。脾的运化需有肾阳的温煦，肾的元精要靠脾吸收的水谷精微的濡养。二者的关系非常密切，二者在生理、病理上都是互相影响的，在治疗上也必须互相兼顾。只知太阴为脾土，不知太阴亦为肾水，就是只知其一，不知其二。水中有土，土中有水，水土合德，方能滋养万物。

二、"土爰稼穑"中用"爰"不用"曰"

土为五行之一，"爰"通曰，"稼"与"穑"，即种植与收割，土爰稼穑之义，引申为凡具有生化、承载、受纳性质或作用的事物和现象，归属于土。故有"土载四行""万物土中生""万物土中灭""土为万物之母"之说。对应于人体，脾胃属土，比喻脾胃具有腐熟水谷、运化精微、化生气血的功效。语出《尚书·洪范》，原文是"水曰润下，火曰炎上，木曰曲直，金曰从革，土爰稼穑。"爰的意思同"曰"，为什么到"土"这里却用爰而不用曰了呢？

窃以为，不同就是特殊，就是突出，就显得特别重要，四行用曰，唯土用爰，就是在强调土特殊的性质、突出的功效和重要的地位。在五行中，土无专位，但东南西北处处有土，土不主时，但春夏秋冬时时有土，难道不足以说明土的重要吗？河图也蕴含了五行之义：天一生水，地六成之，地二生火，天七成之，天三生木，地八成之，地四生金，天九成之，天五生土，地十成之。木火金水，每一行都必须有土才成，加五即加土，有土才能成，即便是土本身也要加土，至十才成，意思就是土厚才成，土厚才能载物。

三、脾土的位性与时相

五行中，木、火、金、水的位置分别为东、南、西、北，时相分别为春、夏、秋、冬，土的位性和时相是不是分别为"中"和"长夏"呢？我们不能这样简单地理解。

关于土位，首先要分清广义的土和狭义的土。狭义的"土"，即五行之一的土，它居于中央；广义的"土"是包括东南西北中在内的全部方位，土为万物之母，脾为五脏六腑之母，土生四象、化生万物，不仅中间为土，四维均属土，人的五脏六腑都离不开土，"土无专位"的实际意义是处处都有土的位置。联系人体，狭义的土位指大腹，广义的土则遍及全身各处。试想全身各处，哪一处能脱离脾胃吸收和运化而来的水谷精微呢？

关于时相问题，《内经》有两种说法：一是"脾主长夏"，见《素问·脏气法时论》，长夏即阴历六月，言长在夏中，既长而旺。另一是"脾不主时"，见于《素问·太阴阳明论》："岐伯曰：脾者土也，治中央，常以四时长四脏，各十八日寄治，不得独主于时也。""脾不主时"与"脾主长夏"是两种不同的说法，它们是否矛盾呢？不矛盾。

"脾不主时"并不是脾与四时无关，而是与每个季节都有关，每个季节最后的十八天由脾所主，脾只是不单独主某一时而已。这更加突出了脾与四时关系的特殊性和重要性，就是说四时都要养脾。

"脾主长夏"，是说脾与长夏相对应，长夏季节是万物生长的盛时，同时也是养脾脏的最好时机。"脾不主时"，而寄旺于各季之末十八日，是说明季节交替必须有脾的参与，才能顺利交接。常以四时长四脏，则说明四脏的长养离不开脾。所以说，养脾不是一个时期的事，一年五季（含长夏），随时都要养脾，而以长夏季节为最主要的时期。

四、脾无实证吗

有人说脾无实证，这话对吗？虚实相对，没有实就没有虚，没有虚也就没有实，有脾虚证就有脾实证。脾实证有何表现呢？脾主湿，脾实就是脾湿。然而脾湿是不会单独存在的，脾湿必然兼有脾虚，先有脾虚，然后才有脾湿。如果脾不虚，脾运正常，就不会有脾湿，所以脾湿必有兼症。临床上所见的湿困脾土、寒湿困脾、湿热蕴脾、虚实错杂等证，均可视为有脾实证。从另一角度讲，真正的脾实也就是胃家实，为什么呢？因为脾胃本是一家，仲景说胃家实，首提"胃家"概念，既称为家，当然不是一个胃就能成为家的，应当包括脾、大肠、小肠等消化器官。《内经》把脾胃共称为仓廪之官，更说明脾胃一家，脾就是胃，胃就是脾。基于此认识，故后世有"实则阳明，虚则太阴"之论，脾实即胃家实也。

五、话说脾阴虚

脾阴虚和脾实证一样是客观存在的，同样也是不可能单独存在的，脾阴虚不会出现在脾病早期，常常出现在久病、慢病的后期，且常和其他证相间出现。因为脾病早期多半是脾气虚，脾气虚进一步发展会成为脾阳虚或胃阴虚等，所以脾阴虚多兼脾阳虚或胃阴虚。心、肝、肺、肾四脏之一脏，或者其中两脏、三脏乃至四脏之阴虚，亦在其兼证的范围内，与基础病关系密切，至于谁是原发，谁是继发，就不必强分了。另外，脾阴虚亦可兼见肾阴虚，亦可兼见脾肾阳虚。

脾阴虚症状多见纳食不香，食后痞胀，大便易溏，或干结难排，神疲乏力，口干舌红，少苔或无苔，脉象细偏数，久则形体消瘦。

治疗上，莲子最补脾阴，厚肠胃，山药、白扁豆既补脾阴，又补脾气，白芍、五味子、麦冬等敛阴养阴之品，亦补脾阴。兼胃阴虚者，兼见胃中嘈杂，胃中灼热，口干欲饮，光红舌或剥苔，可加沙参、石斛、太子参、甘草等，酸敛之品如白芍、乌梅，亦可酌加。阴虚郁热者，还可酌加黄芩、蒲公英、浙贝母、石见穿等。兼脾气虚而久泻者，可加四君子汤健脾益气。兼肺阴虚者，兼见咳逆，短气颧红，寸脉细数，治宜肺脾兼顾，常用药如百合、山药、南沙参、麦冬、玉竹、石斛、甘草等。肺燥郁热者，还可酌加阿胶、白茅根、芦根、枇杷叶、太子参或西洋参、藕粉、冰糖等。兼肝阴虚者，兼见头晕目眩，或胁肋疼痛，腹胀尿少，双脚软弱无力，脉象细弦，治宜养阴柔肝，药如当归、白芍、枸杞、生地黄、山药、石斛、墨旱莲等。兼肾阴虚者，兼见腰膝酸软、尿少灼热、阳痿、遗精、月经量少等，药如山萸肉、山药、枸杞、当归、杜仲、茯苓、沙苑子、甘草、龟甲、鳖甲等。兼心阴虚者，兼见心悸，心烦不寐，易惊健忘，盗汗，五心烦热，咽干燥，舌红少津，脉象细数，养心阴药有生地黄、熟地黄、麦冬、玉竹、百合等。

六、人身处处有脾土

　　人体的脾对应于五行的土，故脾又称脾土。脾土是解剖学的脾，还是胰，还是小肠？都不是。关于脾，应从其功能来理解。中医所说的脾是气化了的脾，和其他脏腑一样，都不依形质而言，而是从其功能而言，尤其是脾，就整体观念而言，脾的功能远不限于自身。脾除了具有整个消化系统的功能，还涉及全部脏腑，乃至全身各个组织器官。在中医学里，人乃是一个有机的整体，四肢百骸与经络脏腑相互联络，密切不可分割。例如，脾脏与肝、心、肺、肾四脏构成五脏系统。脾居中央，属脾土，其余四脏分居上下左右，左为肝木，右为肺金，上为心火，下为肾水。它们之间互相生化，有生克制化关系，病理

言必由衷，称意而发

上有相乘、反侮等关系。另外还有脾不主时，脾旺四季；脾为后天之本，气血生化之源；土为万物之母，万物土中生等说法，无一不说明脾在人体中的重要性，无一不证明人身处处有脾土的事实。

再从西医方面看，脾的功能涉及各个系统，如脾统血，心气通于脾，说明脾与心血管、循环系统关系密切；脾为生痰之源，肺为贮痰之器，说明脾与呼吸系统关系密切；脾主运化，胃主受纳，脾胃为仓廪之官，说明脾胃与消化系统关系密切；脾主四肢肌肉，说明脾与运动系统关系密切；脾主涎，说明脾与内分泌系统关系密切；脾藏意，说明脾与神经系统关系密切；土爰稼穑，稼为种植，穑为收藏，犹如种子育儿，说明脾与生殖系统关系密切；脾主运化水液，说明脾与泌尿系统关系密切。这些也都证明了人身处处有脾土的事实。

七、脾的自述：一个"婢女"的成长经历

我是脾脏，是众多兄弟姐妹中最土的一个，在五行大家庭里，我排行第六，所以又叫"己土"。兄弟姐妹都喜欢我，常把我围在中间，和我一起玩，他们有什么矛盾、不和谐的时候，我会调解。我面色明润，气味芬芳，口味甘甜，性格平和，我公正无私，不左不右，不远不近，不偏不倚，总能使大家和睦相处，因此大家又送一个好听的名字给我，叫"中土"。还有，我心胸宽阔，爱心广泛，能像土地一样，化生万物，承载万类。好的坏的，清洁的，肮脏的，所有东西都兼收并蓄……具有大地一样的坤德，所以我又被人们称为"坤土"。

我出生卑贱，地位低下，是专门伺候人的，谁都可以指挥我做这做那，什么脏活、累活、危险的活，都由我来干，我就

是一个"婢女"而已。但是我任劳任怨，不辞劳苦，忍辱负重，不以此为耻，反而以此为荣，永远找准自己的位置，从不叫苦叫累，无怨无悔，快乐地工作着。尽管我的地位不高，但我事情还不少呢，如饮食的消化，营养物质的化生和输送，还有水液的代谢都是我的工作。此外，化生和输送血液，防止血液溢出脉外也是我的职责。我在其他兄弟姐妹的协同参与下，通过三焦及经脉把水谷精微等营养物质输送到全身各处去，同时又把各组织器官代谢后的多余的水液，运送到肾和膀胱，排泄到体外。全身的肌肉、四肢、口唇所需的营养也由我输送，全身的组织器官都需要我，人身处处都有我的足迹。倘若有一天我病了或者累倒了，那整个家中就乱套了，到处缺营养，到处有垃圾，阻碍气机运行，形形色色的疾病都可能发生。

　　我体阴而用阳，就是说我的身体属于阴，因为我能生血并统摄血液运行。我是湿土，与湿同气，所以"湿喜归脾"。我在运化过程中，必须有湿才能正常运行，但是又不能过湿，过湿的时候我的运化功能也受影响，这样我就喜燥恶湿了。我虽为阴脏，但我并不消沉，我积极上进，我喜欢向上运动，不仅自己向上升发，而且还带动肝脏一起升发，并把内脏托住，不让他们下垂，这叫"脾主升清"。我在五脏六腑的中间，脏腑的升降运动都和我密切相关，我就像枢轴一样，能调节上下左右，保证水火相交，木升金降，从而维持全身脏腑的功能协调。

　　我的工作得到主人们的普遍认可。其中一个道家，对我更是赞赏有加，他认为我人品好，协调能力强，就让我兼职做"媒婆"，不要小看媒婆这个职位，这可不是一般的说媒人，是官媒，是经政府委任的，不是谁都可以担当的，要求为人正直，群众关系好，协调能力强，善解人意，能处理好各种各样的家庭关系或邻里关系。我上任以后，不负领导信任，不负群众厚望，还真是取得了一定成绩，在我的努力说服下，金公木母之间不再争吵不休、相乘或相侮，姹女和小男孩^①也能在一起痛快地玩耍，两小无猜了，整个五行大家庭和和美美，处处呈现着幸福祥和的景象。后来君主看到了我的成绩，也看到了我的孪生兄弟——"戊土"胃也不错，就提拔我们兄妹一起当上了"仓廪之官"。这可是一个很重要的职务，是管理国家粮库的官员，关系到国计民生的大事，绝不能怠慢。于是我们二人合理分工，密切合作，胃属戊土，主受纳，亦主降，亦主燥湿，我是己土，主运化，主升，亦主润燥，二者升降相因，燥湿相济，彼此相协，腐熟消化，然后传到小肠，我再将营养物质传到全身，为胃输送津液，散水谷之精且归于肺，经肺洒陈于六腑，和调于五脏，从而使人保持生命活力，所以人们把我们称为"后天之本""气血生化之源"。所以张仲景说："养生家必当以脾胃为先。"李东垣则曰："内伤脾胃，百病由生""善治病者，唯在调和脾胃。"

在圣明君主的领导下，我们兄妹团结文武百官，齐心协力，奋发图强，国家逐步强盛，国泰民安，天下大治，万众称颂君主。这本来是大好事，但是时间久了，就产生了不良影响，君主飘飘然，逐渐产生了骄傲的情绪，对一些良谏感到忠言逆耳，听不进去了，于是遇事不再和群臣商议，逐渐不理朝政，独断专行，甚至滥杀无辜。直到有一天他感到江山不稳了，内外都乱了，这才在大臣的婉言劝说下有所醒悟。当大臣们在重大问题面前没有直谏时，他决定增设谏议大夫，并立即进行选拔，

---

① 姹女与小男孩，道家术语原指铅和汞的化合，此处比喻水中有火，火中有水，阴阳和合的境界。

经过严格的筛选，我被选中了。这个职位可以当面直谏皇上，议论朝政，即使语言不恭也免死。"刑不上大夫"就是为我们这类人定的，现在我虽然地位高了，且身兼数职，但我还是初心不改，仍然保持婢女的本色，继续履行媒婆之责。虽然当了谏议之官就不兼任仓廪之官了，但我还和往常一样，与胃相互配合，且关系反而更密切了，我们永远保持元气满满的工作状态。我们的工作平凡却伟大，我们的历程虽充满艰辛，却收获了更多的幸福与快乐。

八、脾病证治歌诀

后天之本生化源，位踞中州运化忙，输转食饮和统血，功同枢纽溉四旁，升举脏腑和清气，喜燥恶湿本性详。

饮食失宜脾胃伤，生痰聚湿化热常，忧思悱郁逸过度，劳力劳神过同房，至如痰饮和瘀血，亦果亦因兼两方。

脾气虚时食必少，少气懒言胀便溏，面色无华肢体倦，补脾健运四君良；

脾虚下陷腹坠胀，久痢不停甚脱肛，阴挺尿呈米泔样，速服补中益气汤；

脾不统血血行妄，神疲食少大便溏，诸般出血君无虑，早有归脾养血方；

脾阳虚衰阴寒盛，纳差腹胀四肢凉，绵绵腹痛喜温按，白带多稀大便溏，周身浮肿尿当少，实脾饮或理中汤；

寒湿困脾碍中阳，胸闷脘痞食少溏，泛恶欲呕口不渴，头身困重面色黄，甚似烟熏色晦暗，四肢浮肿尿不长，平胃散与五苓散，两方合就胃苓汤；

中焦湿热汗不畅，身热起伏肤痒黄，脘腹痞闷呕恶食，肢体困重大便溏，清热利湿兼健脾，甘露消毒丹擅长；

脾阴不足纳不香，大便易干更易溏，食后不舒或痞胀，口干乏力养真汤。

须知脾胃相表里，润燥得宜和协良；脾多湿病苦能燥，要参兼证别温凉；益气补脾用法广，宜加理气滞呆防；崇土制水疗肿胀；补火生土利脾阳；更知培土生金法；扶土抑木诸法详。

脾旺四季邪不受，人尽天年体健康。

刍议胃

一、关于呃逆

呃逆即打嗝，亦称哕。与嗳气相似，嗳声轻，呃声响。

1. 呃逆之病

呃逆可见于健康人饱食之后，不作病论。重症呃逆，久患呃逆者，首先要查清病因，排除器质性病变和中枢性病变。器质性病变引起的呃逆可以通过辨证施治缓解症状。而临床常见之呃逆大多是非器质性的，为膈肌痉挛引起，均可治愈。

2. 本病的病因病机

各种不同因素刺激而导致脾气当升不升，胃气当降不降，肝不随脾升，胆不随胃降，肝胆失于疏泄，胃失和降而上逆，故引发本病。治疗以疏肝和胃、降逆止呃为大法。要注意，重在降，但不能过，一定要降中有升，升降有度。仲景旋覆代赭汤最好，选用沉降之品，配以少量升浮之药，乃调升降、保胃气的典范，示后人以治疗原则，用其法度而不是取其原方。香砂六君子汤（升降各半）、补中益气汤（升大于降）、旋覆代赭汤（降大于升）等均可择用。

3. 升浮、沉降之药

升浮之药不一定都是补药，诸如藿香、紫苏、白芷、桔梗、荷叶均可选用。沉降之药，不一定是泻下药，像茯苓、通草、薏苡仁、半夏、厚朴皆可用于治疗呃逆。

言必由衷，称意而发

4. 呃逆病临证随咏歌诀

呃逆之症，哕声相似，声短而频，不能自制。若属生理，不需医治。若属病理呃逆，当分寒热虚实。热呃者，呃声响亮，乍止乍作，便坚燥渴，舌红脉数；寒呃者，饮寒呃加，得热呃减，大便溏软，苔润脉缓；虚呃者，气不续接，呃声低怯，腹胀纳减，脉弱代结；痰呃者，饮冷而发，影响呼吸，胸膈满闷，脉滑有力；食呃者，进食呃剧，或夹酸腐，脘腹胀满，或泻或吐；瘀呃者，心胸刺痛，水入即呃，大便溏黑，脉芤沉涩；瘀呃夹热者，饮热则呃；瘀呃夹寒者，饮冷即呃；更知暴病闻呃，非火逆即寒逆，或为实邪阻隔之疾，久病闻呃非吉兆，脾胃败绝难用药，倘若额上汗出，呃声不绝，预示大限临近。

5. 呃逆病辨证治疗歌

寒呃丁香柿蒂散，热呃泻心竹叶煎，
实热呃宜三承气，虚寒理中香砂丸，
食积保和丸最好，阴虚益胃汤可餐，
瘀血化瘀药为主，寒热虚实随症添。

二、关于痞满

痞满是常见症状，可在许多疾病初期或者病程中某个阶段出现，如慢性浅表性胃炎、慢性萎缩性胃炎、胃下垂、消化不良、功能性肠胃病、反流性食管炎。

1. 何谓痞满

《内经》称痞满为"痞""满""痞塞""痞膈"。《伤寒论》这样描述："满而不痛者，此为痞。"现在认为，痞满是指心下（即胃脘部）闭塞不通，胸膈满闷不舒，外无胀满之形，触之濡软，按住不痛的证候，临床称"痞证"或"胃痞"。痞满多为痰气交阻，饮食阻滞，湿热中阻，情志失和，脾胃虚弱等多种原因导致脾失健运，胃失和降，气机升降失常而成。

2. 类证鉴别

胀满：指腹内胀急，外见腹形膨胀，腹满拒按，按之则痛。朱丹溪说："胀满内胀而外也有形，痞则内觉痞闷而外无胀急之形也。"

胃缓：指胃体弛缓，固托无力，症见脘腹胀满、嗳气、呃逆，多在食后出现。伴肠鸣辘辘，重坠隐痛。当平卧或用手向上推脘腹时，胀痛即减。站立或剧烈运动时加剧，常见于胃下垂。痞满虽有胃脘痞塞胀满，但无坠痛及餐后或活动后加重的表现。

臌胀：指腹部胀大如鼓，伴有皮色苍黄，甚至青筋暴露的特征。

痞满：仅有心下满闷之感，却无胀急之形，无皮色苍黄，亦无腹部青筋暴露。

3. 治疗痞满当分虚实寒热

实痞：邪实为主，多因外邪、食积、痰浊或情志所致。

虚痞：正虚为主，多因素体虚弱，脾失健运，胃纳呆滞，气机不畅，中焦失和而成。

寒热痞应从舌脉症几方面去分析。

热痞：舌红，苔黄腻或燥，脉滑数，症见渴喜冷饮，口苦心烦，便秘尿黄。

寒痞：舌淡，苔白腻或白，脉沉细，症见畏寒喜热，大便溏薄。

言必由衷，称意而发

在病变过程中，虚实寒热可相互转化，也可相兼为病。治法有清热散结，消食导滞，祛湿化痰，疏肝解郁或健脾益气，消补兼施，辛开苦降等。临床以痰浊中阻、中虚气滞、寒热错杂最常见。

痰浊中阻者，多为胃病日久，脾虚失运而成，尤其在湿盛季节，内外湿相兼为患，湿阻气滞发病尤多。症见胸脘痞闷，恶心呕吐，纳谷不香，舌淡红苔厚腻，脉滑或濡细，其中脘痞苔腻为辨证要点。治宜祛湿化痰，理气宽中，方选平陈汤加佩兰、砂仁、薤白、枳壳、佛手、黄连、蒲公英。

中虚气滞者，痞满为主，既有中虚，又有气滞，反复发作，时轻时重，病机为中气虚弱，夹气郁、瘀滞，以致胃气不和，痞胀不已。一般治疗原则是"健脾先运脾，运脾必调气"，在健脾益气补血基础上加疏肝理气药，常选香砂六君子汤、柴胡疏肝散，随症加减麦冬、石斛、谷芽、麦芽、鸡内金、六神曲、黄芩、仙鹤草、石见穿、绿萼梅、佛手等。

寒热错杂者，主症为心下痞满，按之软，不痛，恶心欲吐，口渴心烦，或兼脘痞隐痛，肠鸣下利，舌淡红，苔白或黄腻。病机是脾胃虚弱，寒热互结，气机壅滞，治法寒热并用，苦降辛开，方用半夏泻心汤加减枳壳、厚朴、竹茹、旋覆花、吴茱萸、附子、茯苓、薏苡仁、六神曲、山楂。此型要掌握 5 个主症：①心下痞满；②胃热心烦；③干噫食臭；④腹中雷鸣；⑤下利，脉濡弦，苔黄厚腻。

4. 关于痞满的歌诀

痞满要和痞块区，痞塞胀满闷不舒，
阳性体征不具备，心下柔软触痛无，
虚实寒热痰食湿，无外内伤外感途。

运用之妙，存乎一心

痰浊中阻二陈主，饮食积滞保和除，

脾胃湿热连朴饮，肝胃不和越鞠疏，

脾胃虚弱补中气，胃阴不足益胃需，

寒热错杂宗仲景，半夏泻心立功殊。

三、胃食管反流病治法要点

胃食管反流病是指胃内容物反流入食管，引起反流相关症状和（或）并发症。本病的主要病因是情志不畅，肝胆失疏，饮食失节，脾胃受伤。主要有吐酸、呃逆、嗳气、胸骨后烧灼感、胸痛、食管外症状等。其主要病机是胃气上逆，腑气不降，肝气不舒，表现为实证或热证。慢性期多合并脾虚、痰浊、血瘀等病理因素，以正虚邪实为多。

中医治疗本病，多以和胃降气、疏肝利胆为大法，常法则有降胃、清胆、疏肝、健脾、化痰、祛瘀等。

要点一：降胃气不忘通腑，降胃气首选旋覆代赭汤，旋覆花辅以半夏、陈皮、枳壳，代赭石辅以瓦楞子、牡蛎、海浮石，再加上辨证选药，大多有效，偶有不效者，勿忘通腑，在原来基础上加大黄，常可立竿见影。

要点二：吐酸者，重在疏肝降火。古人认为："呕苦知邪在胆，吐酸知火入肝。"故治以疏肝散合并左金丸加减。

要点三：呕苦者，尤宜清热利胆，正常情况下胆随胃降，今胃气上逆，胆气随之故口苦，治宜龙胆泻肝汤加减。

要点四：久治不愈者，常需温中祛寒。胃气上逆，受纳功能下降，胃不受纳，脾不升，脾失运化，故见腹痛泄泻，苔白脉沉迟，治宜温中祛寒。宜选用理中丸加减。

要点五：反反复复者，当心瘀血湿痰。久病多痰湿，久病必瘀，久病必虚。对反复不愈者既要扶正，又要化痰湿，还要祛瘀，选半夏厚朴汤、血府逐瘀汤。

四、夜间发作性胃痛多从瘀论治

夜间发作性胃痛首先要排除心脏疼痛，因为心胃位置毗邻，易于混淆，好在排除并不难。排除心脏病痛之后，根据该病特点，发作有定时，在夜间，部位局限于胃脘，要考虑胃部瘀血或虚寒两方面，因为夜间属阴，血亦属阴。如再有疼痛如锥如刺、有过呕血或黑便史，则血瘀证无疑；又因夜间为阴盛之时，最易导致胃寒或引起原有的寒证加剧，如再有胃脘部怕冷喜暖或呕吐清水、痰涎等，则可以确定为胃寒证。所以我们在治疗此类病症时，常以王清任的膈下逐瘀汤为基础，配以温中散寒之品，再酌加养心安神、降逆和胃之药，效果满意。药如五灵脂6g，炒当归10g，川芎6g，桃仁10g，牡丹皮6g，赤芍6g，乌药6g，延胡索6g，甘草6g，香附10g，红花6g，枳壳6g，高良姜6g，姜半夏6g，秫米30g，炒酸枣仁10g。为什么要加入养心安神药呢？《内经》有云："诸痛痒疮，皆属于心。"心神被打扰了，就不能不顾。为什么又加入降逆和胃之药呢？还是《内经》告诫的，"胃不和则卧不安""上下不交取其中"，故和胃有助于安眠。当然，治胃痛的方法不止化瘀一端，临床还要详加辨证，结合病体情况。如有饮食积滞，则以保和丸消导和胃为主；如有胃阴虚弱，当以养阴和胃为法；如有肝胃不和，又当以疏肝和胃为法为治；等等。

五、难治性胃痛就用四方取舍

胃痛乃临床常见病症，只要辨证精当，对证施治，大多能取得良好效果。然而，有些病症虽经辨证施治，疼痛仍难以持续缓解。究其原因，这些病例常常不是由一种病因引起，症状往往寒热虚实错综复杂，故治疗有一定难度。经过多年看诊，我发现凡是难治性顽固性胃脘痛，只要不是恶性病症，治疗其实也很简单：病因不外胃寒、胃热、气滞、血瘀四个方面，四个方面只用四个方子，即良附丸、金铃子散、百合汤、丹参饮。通过仔细辨证或取两方，或取三方，或四方全取都会有一定疗效。其中良附丸行气温中，散寒止痛；金铃子散，疏肝解郁，清热止痛；百合汤，清热行气，安神止痛；丹参饮，活血祛瘀，行气止痛。关于百合的功效，《本经》谓其补中益气，故对久病气虚的胃痛也有疗效。上述四方中药成分的参考剂量如下：高良姜 6～10g，香附 6～15g，延胡索 10g，炒川楝子 10g，百合 30g，乌药 10～15g，丹参 30g，檀香 6g，砂仁 3～6g，随症加减。受凉即可发者，加桂枝 6～10g，白芍 15～30g；胃胀者加木香 6～10g，炒莱菔子 10～30g；食而不化者，加炙鸡内金 6～15g，炒麦芽 10～30g；痛如锥刺者，加蒲黄 10g，五灵脂 10g；痛及胁肋者，加当归 10g，白芍 10～20g，甘草 6～10g；便秘加炒大黄 3～10g；便溏者，加炒白术 10g，山药 10g。

六、关于"胃脘痛"的答辩

1. 什么叫胃脘痛？其病位在哪里？

答："胃脘痛"是指胃和脘疼痛的病。"胃"指胃壁，即胃体，"脘"指胃的腔，即胃内空的部分，是可用的部分。胃为脘之体，脘为胃之用，脘中可以盛饮食、诸物和气体，气体可以推动食物被研磨和向下传导，胃和其腔本为一体，合称"胃"

或"胃脘"。胃脘位于心下，处于横膈下和脐上，包含上、中、下三脘。凡三脘部位及其周围有自感疼痛（或兼压痛）则为胃脘痛，如疼痛及于胁下（一侧或两侧），兼及肝；如痛在上脘，至鸠尾者，痛位常在胃之上部（近贲门处），兼及心；痛以下脘为主，及于神阙者，病位在胃之下部，兼及脾。

2. 如何辨胃脘痛的虚实？

答：痛处喜按者属虚，拒按者属实；得食则痛缓，空腹时痛甚者属虚，进食后痛甚，空腹时痛减者属实；舌质淡白而干且舌体小者，多属虚，苔腻者多有实邪；脉象细、濡、沉为虚，弦滑为实；痛势徐缓者属虚，急迫者属实；用补药后，疼痛缓解属虚，反之疼痛加重或增胀满不适者属实。

3. 胃脘痛有在气在血之别吗？

答：有。在气者，有气滞气虚或中虚气滞之异。气滞者，是胃气郁滞、胃失和降，常伴胃气上逆，兼见恶心、呕吐、嗳呃、食饮反流。如患者平时多郁性躁，胃痛与情志相关，胃痛及于胁下者，为兼有肝气郁滞。胃气虚者，脾气亦常虚，脾胃气虚可见饮食减少，食后易胀，大便溏薄，舌质偏淡。脾胃气虚又兼气滞，则称中虚气滞，常见。

在血者，有血热、血虚、血瘀之别。胃脘痛合并血热者，见大便色黑如漆。肝火犯胃，阳络损伤，出血较多，则呕血或吐血，初吐之时，常夹未消化食物，血流入肠，大便亦漆黑，出血量多者，便黑而稀薄，水冲可见红色。胃脘痛合并血虚者，或因暴急出血量多，或少量多次反复出血，也有少数患者，虽无出血，但由于胃痛日久，长期少食，化源不足，也会造成血虚。不管什么原因，既成血虚，都会有头昏目眩、面色萎黄或苍白、口唇爪甲不荣、心悸、神疲、舌淡、脉细等症。胃脘痛合并血瘀者，多有以下特征：一是痛有定时，痛位固定，刺痛或隐痛；二是舌质紫或舌下脉络瘀紫；三是大便色黑；四，如果患者胃脘部有癥积，便是瘀血之确据。

辨别在气在血，舌诊也是很重要的一环。在气分，多见舌苔变化，如果舌苔面上有裂口深入舌质，表示邪已入血；在血分，多见舌质异常，如舌质坚敛苍老，舌有紫气、瘀点瘀斑，或舌形不整，表面不平等。

4. 胃脘痛的寒热属性怎样辨识？

答：胃寒分内外。内寒可见胃脘部冷痛，得温痛减，进冷饮食则发作或加重，平素不多饮水，饮则喜热。但是单纯的胃部喜温不喜冷，不可作为胃寒的标志，没有一个患者在冬寒时胃部喜冷。外寒常见于寒冷时节或气温骤降之时，环境诱发或加重胃痛，形体觉冷，或兼头痛、鼻塞、流涕等症。无论内寒外寒，舌苔多见薄白，脉象多细。内寒阳虚者，多见舌质淡、脉沉。

胃热有三方面：一是胃热证，表现为胃部烧灼感、口干、口臭、口疮、牙龈肿痛，或进食时诱发上述症状加重，大便干或秘结；二是肝胃郁热化火证，除上述胃热症状外，兼见脘痛及胁，嗳气频多，性躁多郁，脉弦稍数；三是阴虚内热证，可见舌质红、食少形瘦，还可兼见以上一二诸症，病情较重。

5. 胃脘痛会有哪些兼夹证？各有何临床表现？

答：有湿、食、痰饮、瘀血等。胃中有湿，表现为舌苔白腻，伴有口腻、口黏、口甜、胸腔痞胀、不思饮食等；如湿浊兼及于脾，又可兼见大腹胀满、大便溏泄。胃中有痰饮，可闻胃中辘辘有声，喜温畏寒或泛吐涎沫，或呕吐清水，头眩。胃中有食滞者，多为饮食不当而致胃痛发作或加重，脘痞胀满，不思饮食，胃脘部上中下三脘均可有压痛或不适，重者出现舌苔垢腻。胃中有瘀血，参见以上辨气血部分，其压痛部位大多在下脘，疼痛固定局限。如疼痛兼及右胁下，多有气滞，或为肝（胆）胃同病。

七、胃病歌诀

生化之源仓廪官，水谷之海本后天，体阳用阴宜通降，受纳腐熟磨膳纤，喜润恶燥多气血，清升浊降三脘间。

发病之因须细别，寒热气血食湿偏，情志起居或劳倦，幽门杆菌也常兼。

痞胀疼嘈吞吐嗳，食管反流胃下艰。肝气犯胃脘胁胀，柴胡疏肝疏和先。

胃寒冷痛绵绵剧，厚朴温中良附餐，寒呕藿香正气散，若是呕酸姜夏添。

热证吐酸左金丸，呕苦温胆入黄连，胃热善饥食即吐，饮冷龈糜玉女煎，胃中积热吐酸臭，竹茹清热降浊安。

寒热互结心下痞，半夏泻心加减蠲。阴弱虽饥不欲食，脘痞舌红益胃餐。

食滞胀疼嗳吐腐，矢气酸臭保和拈。脾胃虚寒喜温按，黄芪建中汤甚甜。

脾虚呕吐六君子，阴虚呕吐麦冬担。虚寒反胃吐宿食，丁蔻理中温降填。

痰浊中阻吐痰浊，导痰和胃降痰涎。瘀血见血或包块，膈下逐瘀能化坚。

运用之妙，存乎一心

久病入络病属重，诸邪夹湿易缠绵，肠化增生幽杆菌，实虚寒热纠其偏，过用寒凉伤胃气，未病防癌记心田。

自然疗法多参考，敷推濯足灸针砭。饮食起居习惯好，和谐喜乐得延年。

言必由衷，称意而发

说说病机十九条

一、肝病病机

病机十九条之一："诸风掉眩，皆属于肝。"（《素问·至真要大论》）

句释：掉，摇也，指肢体动摇，如肌肉痉挛、震颤之类的症状。眩，头晕目眩。凡是风病而发生头摇、肢体颤动或眩晕的病证，都属于肝风。代表方为镇肝熄风汤或补阳还五汤。

病理：肝为风木，病多化风，肝主身之筋膜，开窍于目。肝病则木失滋荣，见肢体摇摆震颤、头晕目眩。

辨证施治：如果是肝经自病，除有头摇、肢体颤动或眩晕的主症外，还可见面色青、口酸、气躁、目病、脉弦等，治宜平肝息风，并据辨证酌加镇肝、清火、化痰、滋阴等药，宜镇肝熄风汤加减。

如果不见色青、脉弦等，反见脾虚脉症，则以健脾、疏肝为治。慢惊风，见于急惊后期，常为虚证、寒证，又称为慢脾风。脾虚者，予参苓白术散；阳虚加参附汤。如果不见色青、脉弦等，反见心经火证，再看虚实。若为虚火则为子盗母气，宜滋养心阴，方选天王补心丹加减。若为实火，火旺乘金，金不制木，治宜清心火，方选泻心汤加减。如果不见色青、脉弦，反见肺经证候，要看肺家盛虚，若为肺家盛，金太过，为盛金乘木，治宜泄其太过，方选泻白散加减。若为肺虚，金不及，则为盛木侮金，治宜佐金平木，方选左金丸或清气化痰丸。如果不见色青、脉弦等，而见肾虚表现，则为母不生子，治宜补母生子，用补肾之法，方选六味地黄丸或金匮肾气丸加减。

二、脾病病机

病机十九条之一："诸湿肿满，皆属于脾。"（《素问·至真要大论》）

句释：凡是外湿或脾虚导致的面部或四肢、皮肤潮湿、水肿和腹部胀满的病证都属于脾湿。

病理：脾为湿土之脏，主运化水湿，主四肢肌肉。若脾失健运，水津失布，内留中焦或停滞肌肤，则形成局部潮湿或水肿或腹胀满。

辨证施治：如果是脾经自病，除头面四肢浮肿和腹部胀满的主症之外，还可见面色萎黄无华，大便溏薄，神疲体倦，舌质淡，苔白润，脉濡缓。治以温阳实脾，益气行水，选实脾饮加减。如兼寒湿困脾，选藿香正气散加平胃散；若兼湿热蕴结，选消毒丹或连朴饮。

如果不仅有脾虚见症，而且有心脾两虚的脉证，则常见于心源性水肿、心包积液、胸腹水等。治法宜补益心脾，选归脾汤或真武汤加减。

如果不仅有脾虚见症，而且有脾肺两虚或痰饮的脉证，如风水等，宜用培土生金法或健脾祛痰饮法，选越婢加术汤。

如果不仅有脾虚证候，而且有肝失疏泄或肝血不足的表现，前者为肝脾不和，治以疏肝健脾，后者为肝脾两虚，治以健脾养血。若脾失健运，水湿内停，日久蕴热，湿热郁阻中焦，致使肝的疏泄不利，胆汁不能溢于肠道而逆于血中则形成黄疸，治以清热利湿法，如有肝腹水，治标可用十枣汤。

言必由衷，称意而发

如果不仅见脾虚表现，而且见肾虚表现，则属脾肾两虚证或土不制水证，治以温补脾肾或崇土制水之法，选金匮肾气丸或济生肾气丸加减。

以上主要是内湿表现及治法，除此之外，还有外湿证，病因多为风寒湿热，与脾虚病亦有密切关系。仲景治风寒湿热痹证10方离不开健脾之法：麻黄加术汤治寒湿伤表痹；防己黄芪汤治风湿表虚或表虚风水证；麻杏苡甘汤治风湿午后身热痹；桂枝附子汤治风重于湿、风湿表阳虚痹；白术附子汤治湿重于风、风湿里阳虚痹；甘草附子汤治表里阳虚风湿痹；大乌头煎治寒湿历节；白虎加桂枝汤治风湿热重者；越婢加术汤治风湿热轻者；桂枝芍药知母汤治类风湿、寒热错杂痹。

三、肺病病机

病机十九条之一："诸气膹郁，皆属于肺。"（《素问·至真要大论》）

句释：膹，喘急也；郁，气集聚不散而成热象。凡是各种逆气导致的气逆胸满、膹郁不舒而见喘急上逆、胸部痞塞而不通、或实或虚的病证，都属于肺气病。

病理：肺主气，司呼吸，故气之为病责于肺。肺病宣降失常，气壅郁于胸或上逆，则见呼吸喘息，胸中窒闷，痞塞不通。代表方有《三因方》中的息膹汤，由半夏、吴茱萸、桂心、人参、炙甘草、炙葶苈子、炙桑白皮组成，方治喘急。

辨证施治：肺经自病，多由肺失宣发或肺失肃降而成。失于宣发者，表现为风寒束肺或风热犯肺；失于肃降者多由邪热乘肺，邪热的来路包括风热和寒郁化热；痰热蕴肺者，多为郁热化痰，常见发热痰多、喘咳或咯腥臭痰等，此为内外合邪，表里同病，治宜表里双解；若因悲伤肺，肺气虚者，则补益肺气。分别选用通宣理肺丸、银翘散、麻杏石膏汤、葶苈汤合桂枝桔梗汤、补肺汤。

如果除喘息外，又见痰多胸闷、食少、便溏、消瘦、面色苍白、少气懒言等症，则为脾虚，土不生金，治以补土生金，当用六君子汤加减。

如果喘咳咯痰时，伴有胸胁胀痛、头痛、头晕，或出现咽痛、痰中带血等症，或属大怒伤肝后引起的喘咳，则为木火刑金，治宜佐金平木，宜用清金化痰丸、黛蛤散加减。

如果呼吸表浅，甚至呼多吸少，时冷汗泄，但以引长一息为快，则为肾不纳气，治宜补肾纳气，方如都气丸、黑锡丹；如果喘息伴有水肿，喘呼不得卧，则是水寒射肺，治宜发汗解表，温肺化饮，方如小青龙汤；本虚标实者，治宜标本兼顾，温肾散寒并用，方如肾气丸、真武汤；如果除见喘咳证外，又见腰膝酸软，男子遗精，女子经闭等症，则是肺肾阴虚，宜用金水相生之法，方如百合固金汤。

如果除喘咳、胸闷气促外，又有心悸症状，为心肺气虚，方用清气化痰汤；如果兼见焦虑、失眠、多梦、咽干、潮热痰少甚至无痰等症状，则为心肺阴虚，用麦门冬汤或贝母二冬膏、百合固金汤；如果咳喘兼见心胸疼痛，舌上紫色瘀点等症，为气虚血瘀，用血府逐瘀汤加味；如果喘咳兼见心烦、不寐、咯血等症，则为心火灼肺，用麦门冬汤加减。

四、心病病机

病机十九条之一："诸痛痒疮，皆属于心。"（《素问·至真要大论》）

言必由衷，称意而发

句释： 诸痛，各种疼痛；痒，指皮肤瘙痒；疮，包括痈、疽、疖、疔、丹毒等。各种疼痛，瘙痒，皮肤疮疡的病都属于心气病范畴。

病理： 肺主气，亦主皮。心主火，亦主血脉。气为血之帅，血为气之母，气能生血，血能载气，气行血亦行，气滞血亦滞，气血不能分，心与肺密切相关。心气有余则热，热轻则痒，热重则痛，热极则化火，血被火灼则化脓，而成阳毒热证之皮肤疮疡。

辨证施治：

1. 阳痈：仙方活命饮是外科阳证疮疡肿毒的首选方。现代亦常用于痤疮；五味消毒饮治疗疔疮初犯；四妙勇安汤治脱疽。

2. 阴疽：阳和汤温阳补血，散寒通滞，主治阴疽，如贴骨疽、脱疽、流注、痰核、鹤膝风等偏于阴寒证者。

3. 痤疮（营血热炽型）：清营汤合银翘散加减（水牛角10g，生地黄15g，玄参15g，麦冬15g，金银花15g，连翘15g，竹叶15g，黄连12g，丹参30g，荆芥15g，牛蒡子15g，淡豆豉15g，薄荷15g，桔梗15g，芦根15g，鳖甲15g，甘草6g，薏苡仁30g，白术30g，苍术15g）。

4. 复发性口疮：甘草泻心汤或天王补心丹。

5. 痔疮用黄连解毒汤。

6. 皮肤湿疹湿疮瘙痒，用银翘散加丹参、石菖蒲、苦参。

7. 疮疡后期，症见痘印、瘢痕、硬结，用桃红四物汤加桂枝汤。

8. 糖尿病并发皮肤疮疡，用清热滋阴汤（生石膏20g，知母10g，甘草5g，北沙参15g，麦冬12g，石斛12g，生地黄15g，牡丹皮6g，茯苓12g，泽泻12g，山药15g，厚朴12g，鸡内金 10g)。

五、肾病病机

病机十九条之一："诸寒收引，皆属于肾。"（《素问·至真要大论》）

句释：凡各种寒病，症见形体痉挛，拘紧，关节屈伸不利，面色黧黑或㿠白，形寒肢冷，小便清长，都和肾脏病相关。

寒病有内外之别，一是外寒，有受寒史；二是内寒，内寒是命门火衰，肾阳不足，可见尺脉软迟，小便清长，大便稀溏或不利等症。

这里的"收引"是由内外寒邪所引起的，其症状主要表现为形体拘挛收缩，头身相引或膝胸靠近，肢体僵硬或打寒战等。这个"收引"与下列证候不同：诸风掉眩的"掉"，指头摇动或肢体震颤，手足颤动或腿抽筋等；诸热瞀瘛的肢体抽搐；诸禁鼓栗的口噤不开，牙关紧硬，口齿叩击；诸痉项强的抽搐，角弓反张；诸暴强直的突发筋脉挛急，项背强直等；诸转反戾的转筋挛急等。这些证候皆各有所主，与命门火衰之寒病完全不同，当细辨之。

病理：肾为寒水之脏，主温煦、蒸腾气化。肾虚则失其温化之职，气血凝敛，筋脉失养，故筋脉拘挛，关节屈伸不利。

辨证施治：单纯的肾寒，多有面色黧黑、肾阳虚各种见症，治宜温补，方用金匮肾气丸或右归饮。

若面见赤色或其他心经热证，和肾阴虚证并见，为心肾不交。治宜交通心肾，方用肾气丸合交泰丸或泻心汤加减。

若兼见面黄或其他脾虚表现，如皮肤冰凉，泄泻清冷，为脾肾阳虚，治宜温补脾肾，方用金匮肾气丸合附子理中丸、四神丸加减。

若肾阳虚兼见面色苍白或面色㿠白，和其他肺气虚表现，是肺肾两虚，子盗母气，治宜温补肾阳加补气，方如平喘固本汤。

若兼见面色青或其他肝经表现，多为水不涵木，治宜滋水涵木，肾阴肾阳兼顾，方如六味地黄丸或金匮肾气丸合黛蛤散加减。

六、风气病病机

病机十九条之一："诸暴强直，皆属于风。"(《素问·至真要大论》)

句释：各种突然发生的筋脉拘急，项背僵硬不柔和的症状，都与风气有关。

病理：风性动摇，善行而数变。风邪内袭，伤肝及筋，故多见项强，躯干关节四肢出现拘急抽搐，强直不柔之症。暴是突然的意思，强直指筋脉挛急，项背僵硬、不柔和之状。

辨证施治：本条之风，其来急骤，多为外风所致，为实证/实热证，多见于破伤风，常用玉真散加减。强直性脊柱炎，多从风湿治疗，方如独活寄生汤、三痹汤、乌头煎等。

而"诸风掉眩，皆属于肝"之风，其来者缓，为内风，多为虚证，常见阴虚证或本虚标实证，常用方如镇肝熄风汤、补阳还五汤等。

七、寒气病病机

病机十九条之一："诸病水液，澄澈清冷，皆属于寒。"(《素问·至真要大论》)

句释：若机体排出的体液呈现清澈透明、清白凉冷之象，则都是寒邪所致。水液包括眼泪、鼻涕、呕吐物、小便、大便、脓液、带下等各种分泌物。

病理：寒为阴邪，易伤阳气，阳气失于温化，故各种体液、分泌物或排泄物呈澄澈清冷的特点。

辨证施治：痰液清稀，宜温化寒饮；小便清长，宜温补肾阳；大便稀薄，宜温中散寒；带下清冷，宜温补脾肾；脓液清稀无臭，宜益气养血，托里排脓。兼手足厥逆，脉细或微欲绝者，方用当归四逆汤加减；

本条与"诸寒收引，皆属于肾"的区别：本条之寒都有体液清澈稀薄，主因为外寒，也有内寒因素。而后者之寒，不看体液，主要看其形体，多为蜷缩畏寒形态，其原因主要在于肾阳不足，内寒为主因，也有外寒因素，主方四逆汤，重用附子。

八、湿气病病机

病机十九条之一："诸痉项强，皆属于湿。"(《素问·至真要大论》)

句释：痉，即痉挛，指手脚抽搐、肌肉收缩的现象，也叫抽筋。项：脖子前面为颈，后面为项。强：强直，强硬，转动不灵活。项强：项部不柔和，运动失灵的现象。全句意思是，凡出现抽搐、角弓反张、颈项强直、转动不利的现象，都与湿气有关。

病理：湿为阴邪，其性黏滞，最易阻遏气机。气阻则津液不布，筋脉失却濡养，故可见筋脉拘急而项强不舒，屈颈困难，乃至身体强直，角弓反张等症。

辨证施治：风湿在表在上的痹证，首选羌活胜湿汤；风寒在表，牵涉阳明的病证，首选葛根汤，有退热、解肌、发表、扩张血管、降糖降脂等功效；风湿相搏，身体疼痛、阳虚湿盛的痹证，首选桂枝附子汤、白术附子汤；风寒湿痹阻、肝肾两亏、气血不足的痹证，首选独活寄生汤。

本条与"诸湿肿满，皆属于脾"的区别：本条之湿为外湿，湿为病因，后者之湿主要为内湿，湿为果，与脾虚密切相关，脾虚为因。

九、痿喘呕气机上逆病机

病机十九条之一："诸痿喘呕，皆属于上。"（《素问·至真要大论》）

句释： 痿，指肺痿，是肺叶萎缩，咳吐浊唾涎沫；喘，即喘息；呕，即呕吐；上，指上逆不降。凡是肺痿、喘息、呕吐的病，都属于气机上逆不降的病。

病理： 肺为上焦，为心之华盖，主宣降，向全身输送精血、津液，《素问·痿论》说："五脏因肺热叶焦，发为痿躄。"上焦起于胃上口，胃主降浊，胃失和降，其气上逆则呕；肺失清肃，其气上逆则喘。痰壅于肺则病喘，饮邪迫于肺亦病喘，肺气大虚亦能病喘。若其人肺虚，金不平木，以致肺降不及而肝升太过，肝逆犯胃，胃气上逆而呕吐与喘息。

辨证施治：

1. 痿证治法

痿证，有肺痿、肢痿、阳痿三类。

肺痿有虚热肺痿、虚寒肺痿两种。前者用麦门冬汤加减，后者用甘草干姜汤加减。

肢痿的治疗，多从脾胃入手，以健脾除湿为法。针灸有

"治痿独取阳明"之说。

阳痿，与肝、肾关系密切，与阴虚、阳虚或阴阳两虚等多种病因相关，要辨证施治。

2. 喘证治法

仲景治喘 10 法（前 5 法出自《伤寒论》，后 5 法出自《金匮要略》）：

（1）解表宣肺法：麻黄汤，桂枝加厚朴杏子汤。

（2）清宣肺热法：麻杏石甘汤。

（3）通降肠腑法：大承气汤。

（4）涌吐痰实法：瓜蒂散。

（5）化饮降逆法：小青龙汤。

（6）逐水通阳法：泽漆汤。

（7）开肺逐邪法：葶苈大枣泻肺汤。

（8）通阳豁痰法：瓜蒌薤白白酒汤。

（9）滋阴降逆法：麦门冬汤。

（10）温肾纳气法：肾气丸。

3.《伤寒论》治呕方 21 首

（1）葛根加半夏汤：外邪内迫阳明而呕逆。

（2）小青龙汤：表实兼水饮而干呕。

（3）五苓散：太阳蓄水重症，水逆而吐。

（4）生姜泻心汤：胃虚水饮食滞，干噫食臭。

（5）甘草泻心汤：脾胃虚痞而干呕。

（6）黄连汤：上热下寒欲吐。

（7）旋覆代赭汤：胃虚痰阻、呃逆不除。

（8）十枣汤：悬饮呕逆。

（9）栀子生姜豉汤：热扰胸膈欲吐。

（10）小柴胡汤：少阳胆热，心烦喜呕。

（11）柴胡桂枝各半汤：太阳少阳兼证，支节痛微呕。

（12）大柴胡汤：少阳证兼里实，呕不止，心下急。

（13）四逆辈：脾虚寒湿，腹满而吐。

（14）四逆汤：少阴阳衰，吐利厥逆。

（15）通脉四逆汤：少阴格阳，面赤干呕。

（16）白通加猪胆汁汤：少阴戴阳，干呕且烦。

（17）真武汤：阳虚水泛，上逆于胃。

（18）猪苓汤：少阴阴虚，水热互结，上逆犯胃。

（19）乌梅丸：上热下寒，蛔厥，得食而呕。

（20）干姜黄芩黄连人参汤：上热下寒相格，食入即吐。

（21）吴茱萸汤：肝寒犯胃，浊阴上逆。

4.《金匮要略》止呕方14首

（1）小半夏汤：胃停水饮，上逆作呕，呕而不渴。

（2）大半夏汤：虚寒胃反，心下痞硬。

（3）吴茱萸汤：同《伤寒论》。

（4）四逆汤：同《伤寒论》。

（5）小柴胡汤：同《伤寒论》。

（6）大黄甘草汤：胃肠实热，失于和降。

（7）黄芩加半夏生姜汤：邪热内溢，上逆于胃，下迫通于肠。

（8）半夏泻心汤：寒热结胃，中焦气痞。

（9）半夏干姜散：脾阳不足，寒邪犯胃。

（10）茯苓泽泻汤：中阳不足，停饮胃反。

（11）橘皮竹茹汤：胃虚有热，气逆上冲。

（12）橘皮汤：胃寒气闭，失于和降。

（13）生姜半夏散：寒饮搏结，气机受阻。

（14）猪苓散：饮停膈上，呕吐思水。

十、厥固泄气机下逆病机

病机十九条之一："诸厥固泄，皆属于下。"（《素问·至真要大论》）

句释：厥，逆也，或四肢逆冷（寒厥），或手足心热（热厥），或昏不识人（痰厥）；固，指大小便不通；泄，多指大便泄泻；下指下焦或人体下部，下焦包括肝、肾、大小肠、膀胱，主要是肾。

病理：《素问·厥论》云："阳气衰于下，则为寒厥；阴气衰于下，则为热厥。"下，指的是下部经脉。《灵枢》曰："肾气虚则厥。"与肾有关，肾、膀胱、大小肠皆在下焦，肾主二阴，司二便，其盛衰之变或影响膀胱气化，或影响大肠传导，可见二便不通或泻利不禁等病状。各种厥逆、二便不通或泻利的病都与下焦、肝、肾、大小肠、膀胱有关，与湿热或寒湿下注有关。血气奔逆之大厥，大怒血壅于上之薄厥，烦劳阳气内张之煎厥，其病在肝，也在于肾，肝肾同源，皆属于下。

辨证施治：厥证有寒热虚实多种，病位在四肢、下焦。治大怒伤肝引起的薄厥，宜用五磨饮子加减；治烦劳则张、阴虚阳亢的煎厥证，方用至宝丹、羚角钩藤汤加减；治血厥实证以化肝煎加减；治气厥实证以五磨饮子加减；治热厥用知柏地黄丸；治寒厥用金匮肾气丸；治五更泄泻用四神丸；治老年虚闭用右归丸、缩泉丸；治遗尿或尿后余沥不尽，用济生肾气丸；治小便癃闭，用滋肾通关丸。以上都是按照病在肝肾、治亦在肝肾的机理处理。湿热下注膀胱用八正散，寒湿下注于肠用藿香正气散、附子理中丸、实脾饮，这些都是通下焦的方剂。

十一、热病膜胀病机

病机十九条之一："诸病有声，鼓之如鼓，皆属于热。"（《素问·至真要大论》）

句释：病有声，指因病发出声响，此处指肠鸣；鼓之如鼓，指腹胀敲之如鼓响。全句意思是，各种肠鸣有声，腹部胀满，叩之如鼓的病证，其病机都属于热邪。

病理：膜胀发病或由外感，或由饮食过饱、肥甘无节。无形之热邪积聚而壅滞于胃肠，气机不利，中脘传化迟滞，肠胃积滞生热，腐气产生，充满胃肠，则脘腹胀满，其症肠鸣有声，腹胀中空，叩之如鼓。病性属热，病位在腹。

辨证施治：治气膜，用柴胡疏肝饮合苏合香丸、肥儿丸或痛泻要方加减，蟾砂散亦好用。

十二、热病（水）膜胀病机

病机十九条之一："诸胀腹大，皆属于热。"（《素问·至真要大论》）

句释：胀，是患者自觉症状，腹大，是他觉症状。各种腹胀而又兼腹大的病证都属于热证。

病理：外感邪热传里，壅结胃肠，致气机升降失常，热结腑实，可见腹部膨隆，疼痛拒按，大便难下。腹胀又兼腹大，其证为膜胀。病性为实热，病位在腹部。相当于现代医学的肝腹水。由于多食辛热肥甘，或饮酒无度，而致脾胃湿热郁积，中焦气机不畅，升清降浊之功失常，则浊气充斥而成"腹胀满"之症。

辨证施治：此处之腹胀，叩之不如鼓，与上条叩之如鼓的气臌不同。注意若同时有腹胀与腹大，则都属于热，若单是胀而不见大，则不一定属热，也有属寒者，胀主要是自觉，大主要是他觉。治以通腑泄热，中满分消汤加减。

十三、热病转筋尿浊病机

病机十九条之一："诸转反戾，水液浑浊，皆属于热。"（《素问·至真要大论》）

句释：转，扭转，转筋；反，背反张，角弓反张；戾，身体曲而不直；转反戾，即筋脉扭转使肢体呈扭曲、反张等各种状态，有别于抽搐。水液，主要指尿液，亦包括汗、涕、唾、眵、呕吐物、涎、痰、便、带下等。意为各种因筋脉扭转导致肢体呈扭曲、反张等状态，排出浑浊水液的病证，都与热有关。

病理：热伤津血，经脉失养则转反戾，热邪与水湿交蒸，则"水液浑浊"。病性属热或湿热，病位在四肢或下焦。

辨证施治：若单见转反戾或水液浑浊，则不一定属热，转反戾有属湿、属风等，单水液浑浊则也有属寒者。转反戾与水液浑浊同时出现，则属于热无疑。临床上常见于流脑，主方为清瘟败毒饮。

十四、热病呕吐酸伴暴泻病机

病机十九条之一："诸呕吐酸，暴注下迫，皆属于热。"（《素问·至真要大论》）

句释：暴注，暴泻如注，势如喷射。下迫，欲便不能，肛中窘迫疼痛，即里急后重。各种呕吐酸水，伴卒暴泄泻，里急后重之病，都与热邪有关。

病理：病因为胆热或食积。胆热犯胃或食积致热，胃失和降而上逆，则见呕吐酸腐或吞酸。热走肠间，传化失常则腹泻，热性阳动，故其特点多表现为暴泻如注，势如喷射。

辨证施治：热邪纠合湿浊，热急湿缓，则肛门灼热窘迫，欲便而不爽，里急后重，粪便秽臭。病性属热无疑，病位在胃肠。多见于霍乱病，方用左金丸合芍药汤，或玉枢丹。

十五、火病热瞀瘛病机

病机十九条之一："诸热瞀瘛，皆属于火。"(《素问·至真要大论》)

句释：瞀，视物昏花，或神志不清；瘛，抽搐痉挛。诸热瞀瘛，是指在发热且恶热、温暑等壮热过程中，出现神识昏蒙、阳亢伤血、抽搐痉挛的现象。这些都属于火邪伤神，引动肝风所致。

病理：火为热之极，火盛则身热。心藏神，火热扰心，蒙蔽心窍，则神识昏糊，火灼阴血，筋脉失养，可见肢体抽搐。

热、瞀、瘛三症同在，病因属于火，若仅有瞀或瘛，则不一定属于火。

辨证施治：

1. 肝热生风致高热不退，抽搐痉挛或神识不清，舌质红绛，无苔起刺，脉象弦数，用羚角钩藤汤加减。

2. 热毒内蕴，风火上攻导致头痛眩晕、目赤耳鸣、咽喉肿痛、口舌生疮、牙龈肿痛、大便燥结，用牛黄清心丸加减。

3. 热病邪入心包，见高热惊厥、神昏谵语、中风昏迷，以及脑炎、脑膜炎、中毒性脑病、脑出血、败血症者，主方用安宫牛黄丸。

十六、火病噤鼓栗失神病机

病机十九条之一："诸禁鼓栗，如丧神守，皆属于火。"（《素问·至真要大论》）

句释： 禁，口噤；鼓，鼓颔；栗，全身战栗；如丧神守，头目不清、失神貌。全句意思是，口噤、鼓颔、全身战栗、神志不宁四症并见的病证，都属于火气病。若仅见一二症，则不一定属于火。

病理： 火邪郁闭，不得外达，阳盛格阴，故外现口噤、鼓颔、战栗等寒盛症状，而患者不能自控，好像失神一样，即真热假寒证。

辨证施治：

1. 血虚火郁，见四肢发热、肌热、筋痹热、骨髓中热、发困、热如燎、按之烙手，或胃虚过食冷物，抑遏阳气于脾土者，方用东垣升阳散火汤加减。

2. 风热上攻致牙龈红肿、面颊俱肿、头面俱痛者，宜用《杂病源流犀烛》升麻石膏汤加减。

十七、火病逆上冲病机

病机十九条之一："诸逆冲上，皆属于火。"（《素问·至真要大论》）

句释： 逆，下降不及，或升发太过均叫逆；冲，指病势急迫，不急迫不属火；上，指方向向上，该下反上，或上势急迫。各种热病出现气逆上冲的现象，都属于火气病。

病机： 火性炎上，扰动气机，可致脏腑气机向上冲逆，如胃热气逆则呕哕等。胃火上逆则呕吐、呃逆，灼伤血络则吐血；肝火上炎，木火刑金则咯血；肝火犯胃则呕吐、恶心、吐血；肺热壅盛，该降不降，该宣发不宣发，则咳咯黄痰，或喘促。注意"冲"指势急，气机急速上逆，有喷射之势，势缓不属火，如脾胃虚寒、食积、痰阻、脾肾阳虚所致的呕吐等均不属火。

辨证施治：胃逆用左金丸；痞逆用旋覆代赭汤；肾气逆用桂枝加桂汤或奔豚汤。

十八、火病躁狂越病机

病机十九条之一："诸躁狂越，皆属于火。"（《素问·至真要大论》）

句释：躁，指肢体不安而乱动。狂，指神志烦乱，举动严重失常。越，指登高乱跑，胡说乱讲等行为。全句意为，各种烦躁发狂、举动失常的证候，都属于火气病。

病机：心主神属火，心性属火主动，火盛扰神，神志错乱，则狂言骂詈、殴人毁物、行为失常；火盛于四肢，则烦躁不宁，甚至逾垣上屋。

辨证施治：躁者，烦躁不安，神志不昧，其证属浅。临床常见于外感热病中，多见于气分无形热盛或阳明实热证中，为热扰心神之轻者，有时谵语而问之能言。应用辛凉重剂以清热，或投以通腑泻实之品以泄热。狂越者，昏狂无制或登高而歌，或弃衣而走，病属危笃。狂者多见于邪陷厥少之候，热烁营阴，邪热炽盛，内陷心包，神明被扰，神志昏昧，胡言乱语或登高而歌、弃衣而走，或肢体颈项强。治用清营汤或加安宫牛黄丸之类，以挽危急，叶天士喜用当归芦荟丸。

十九、火病胕肿疼酸惊骇病机

病机十九条之一："诸病胕肿，疼酸惊骇，皆属于火。"（《素问·至真要大论》）

句释： 胕肿，足背肿；疼酸，火邪在经则疼酸；惊骇，火邪在脏则惊骇。全句意为，凡是足背红肿，酸楚疼痛，惊悸恐骇的证候，都属于火邪致病。

病机： 火邪壅滞于血脉，血热肉腐，令患处红肿溃烂，疼痛或酸楚，内迫脏腑，扰神则惊骇不宁。

辨证施治： 火邪化毒，毒伤下肢经脉，致下肢暗红微肿、灼热、溃烂腐臭，疼痛剧烈；或见发热口渴，舌红脉数者，宜四妙勇安汤加减，该方也可用于糖尿病足、下肢深静脉血栓或血栓闭塞性脉管炎等。

二十、为何没有暑气病机和燥气病机

风、寒、暑、湿、燥、火，天之六气也。其中的风、寒、湿、火四气，如有太过或不及，则变为淫气，均可致病，十九病机中均有表达，但为何没有暑气和燥气病机呢？

因为暑对应的五行属土，对应的方位在西南，对应的时节为长夏，为夏季火气之末，火气生土气，故土气中带有火气，土与火之间有亲和性。正常情况下，夏季时火已有所下降，火降为温，温与湿土之间相互既济，呈和谐状态，不会致人生病。只有火热或湿有偏盛才使人生病，故暑气之病机，只从热或湿中寻求即可，故《内经》没有言暑气病机。

秋气为燥，人体肺金主燥，然金由土生，土乃金母，土主湿，故金气必带土气之湿。湿能润燥，土能生金，表示湿燥是相济的和谐状态，故燥气不能成为致病因素。临床见燥证，多为风、火、寒、热之邪耗伤津液，或各种原因致汗、吐、下而大量损耗津液，所以燥病病机在风、寒、火、热中寻求就可以了。

　　九为天数，十为地数，十九为天地之合数，不存在遗漏和不足，更不是错误。经典就是这样，初看有疑惑，细思恍然大悟甚至拍案叫绝。经典一般是不会错的，如果觉得有错的话，一定要谨慎地下结论，不要轻易否定。首先从自身考虑，是否有理解不足的地方，再多看看其他同道的论述，看有没有值得借鉴的地方，如果还不能确定对错，那就保留意见，暂存疑惑，看以后有没有高人高超的见解，这也不失为一种明智的选择。

初探《伤寒论》

一、由《伤寒论》书名想到的

1. 伤寒与杂病的关系

《伤寒杂病论》，汉代张仲景著，至宋代被后人分为《伤寒论》和《金匮要略》二书。伤寒是病名，有两层含义，一是广义的，一是狭义的。《难经·五十八难》中说："伤寒有五，有中风，有伤寒，有湿温，有热病，有温病。"狭义的伤寒就是这五类伤寒中的第二个分症。《素问·热论》说："今夫热病者，皆伤寒之类也……人之伤于寒也，则为病热……"这就清楚地表明，广义的伤寒就是指一切外感热病，也就是说伤寒乃一切外感热病的总称。《金匮要略》是《金匮要略方论》一书的简称，还可简称为《金匮》，是《伤寒杂病论》中的内伤杂病部分，是伤寒以外的不发热的病症，既有内科病症，也涵盖了外科、妇科、急症、五官科病症。《伤寒论》以六经辨证论述外感热病为主，《金匮要略》以脏腑辨证为主，论述内伤杂病、急症、外科、妇科各病。

两书均以《内经》为理论基础，贯穿着同样的治疗原则，即治未病、治病求本、因势利导三大原则。两书互相联系，互相渗透，互为印证。有些条文在两书中重复出现，近40首方剂在两书中均有记载。清代著名医学家陈修园说："《金匮要略》，仲景治杂病之书也，与《伤寒论》相表里。"伤寒与杂病分开来说，一个发热，一个不发热，一个用六经辨证，一个用脏腑辨证，合起来讲，就是全部疾病。陈修园又说："盖病变之常，不出六经之外。《伤寒论》之六经，乃百病之六经，非伤寒所独也。《金匮》以《伤寒论》既有明文，不复再赘，读者当以六经辨证为大主脑，而后认证处方，才得其真谛。"

2. 关于寒与伤寒的悟义

"寒"的含义有三，一是寒气（六气之一），二是寒邪（六淫之一），三是寒证（八纲之一），《伤寒论》中的寒字主指寒邪，是六淫之寒。

"伤寒"的解释有二：一为"伤寒病"（名词），二为伤于寒（动宾词组）。《内经》云："寒为阴邪，易伤阳气。"故伤于寒的病实际是外邪伤了人体的阳气后所生之病。阳病是标，伤寒是本，"治病必求于本"，故阳病不从阳治，而从其本——"伤寒"论治。

从另一方面讲，寒为冬令之主气，对应人体的肾。冬主藏，肾亦主藏。冬藏者，阳气也，肾藏者，精也。天之阳对应人之精，肾精本体为阴，其用为阳，即精的敛藏状态为其用，为阳。从这个意义上看，伤寒即伤了肾的敛藏状态，即伤了肾阳，这也表明，伤阳是标，伤寒是本，治病必求本，故仲景以"伤寒论"命名。

3. 关于"论"的读音的商榷

"论"字为多音字，可读第二声，也可读第四声。平时读第四声多，一般都是发表议论、论说讨论的意思。读第二声仅见于《论语》和一些古诗中。在古诗中用"论"字多含感情色彩在内。而《论语》中的"论"，除了寄托孔子弟子们对老师的尊重之情，还有很重要的一个原因，即"论"通"纶"，与"经"

字有相同的意义。如《论语·序解正义》云："论者，纶也，轮也，理也，次也，撰也。以此书可以经纶世务，故曰纶；圆转无穷，故曰伦；蕴含万理，故曰理，篇章有序，故曰次；群贤集定，故曰撰。"（《康熙字典》）据此解释，则经即纶，纶即经。经纶可以并称，也可互称，论即纶，故论与经同样重要，皆可作为经典。因此，我建议把《伤寒论》的论字读为第二声，读作"lún"，这样，既能把经典和普通的表达议论的一般论文区别开来，又包含了后世学者对祖师爷和经典著作的崇敬之情。

道有体用之分，中医之道也应有体和用之别，《内经》可称道之体，《伤寒论》可称道之用，一体一用，一经一论，经以言体，论以言用，合起来就是经纶，正好称为经纶学说。

二、《伤寒论》太阴病治分四法

1. 温里法

治脾胃虚寒、湿邪内盛引起的呕吐泄泻，口不渴，方用理中、四逆类。

2. 解表法

用于太阴病。脉不沉细，反而浮，说明表证仍在，为急，宜用桂枝汤发汗解表。

3. 先温里后攻表法

症见既有脾胃虚寒的下利腹痛，又有身体疼痛的太阳表证，因里证急表证轻，故先温里寒，后解表邪。温里用四逆汤，解表以桂枝汤。

4. 表里双解法

分两种情况，即表邪未除而误下出现的两种后果。表邪未除，又出现了腹满挛痛的，用桂枝倍加芍药汤；误下后，表邪未罢，又出现了腹满大实痛者，用桂枝倍芍加大黄汤。

三、中虚气滞有奇方：厚朴姜夏草参汤

中虚气滞证，在临床并不少见，但将其作为一种证型，列于辨证施治内容的书却不多。其治，用疏肝健脾之法并不显著，有时候腹胀很顽固。临床表现为脘腹胀满或胀闷或疼痛，嗳气稍舒，纳谷不香，或能食不化，大便溏薄，舌苔薄白或厚腻，脉象细弦或濡弦。细析这些症象，其实不是脾胃都虚，而是脾虚胃实，是脾气不升，胃气不降。"气滞"就是胃气郁滞，所以准确地说中虚气滞实际是脾虚胃滞，不是肝郁脾虚。治疗上，升脾气，降胃气就可以了，诚如叶天士所云："脾为阴土升则健，胃为阳土降则和。"一般用香砂六君子汤治疗，该方出自《古今名医方论》。此方特点是补气健脾与理气和胃相配合，治脾气虚弱或胃气郁滞或兼有脾阳不振之痰湿阻滞之证，疗效较好。

但经过学习应用《伤寒论》方之后，我发现还有更好的方子，那就是"厚朴生姜半夏甘草人参汤"。该方见于《伤寒论》原文第 66 条："发汗后，腹胀满者，厚朴生姜半夏甘草人参汤主之。"厚朴半斤（炙），生姜半斤（切），半夏半升（洗），甘草二两（炙），人参一两。上五味，以水一斗，煮取三升，去滓，温服一升，日三服。

仲景把他的临床经验毫无保留地告诉了我们。本证的发生是由误发汗而损伤了脾土所致。其主症是腹胀满。其主要病机是素体脾虚发汗太过，使脾气更虚，以致运化无力，痰湿内生，有形痰湿阻滞气机，故见腹胀满。证属虚中夹实，脾虚为本，痰湿阻滞为标。故治取攻补兼施之法，而用厚朴生姜半夏甘草

人参汤。方中，厚朴苦温，行气燥湿，宽中消满。生姜、半夏辛温，行气散结，化痰导滞，上三味治标。人参与炙甘草甘温，补脾益气，扶正固本。五药相伍，补而不壅，消而不损，为消补兼施妙方。运用此方时，须知本证之胀满，是有形痰湿阻结，气机壅滞为主，脾虚虽为本，但不如标证急。故燥湿化痰，行气消胀的药用量明显大于补益脾气之品。一般采用七分消三分补的比例即可。

临床时还要注意，本证为虚中夹实证，其胀满的特点是上午轻，下午重，傍晚尤重，但胀满发作时不喜温按。因为上午是脾胃经当值，下午阳气渐弱；温按时，气机向外攻撑，故不喜温按。应注意区别本证与单纯虚胀证或单纯实胀证。单纯虚胀的特点是腹满时减，喜温喜按，得温则减，得按亦缓，治以温中散寒法，用理中汤加减；单纯实胀的特点是胀满不减，减不足言，按之痛胀增，治以泄实通腑，方用承气类。

四、《伤寒论》升降培治法探讨

《伤寒论》共 112 方，其组方原理源于《内经》的升降理论，其组方方法大多体现为升降、培中气。《素问·六微旨大论》云："气之升降，天地之更用也。"人体"升降出入，无器不有""无不升降""非出入则无以生长壮老已；非升降，则无以生长化收藏"，以天地的气机升降对应人体的气机升降，奠定了升降理论的基础。培，即培养中气，《内经》中虽未明确提出此法，但已明确记载了治疗不寐的半夏秫米汤，就是通过调中来治疗心肾不交，这是最早的升降培治法的雏形。张仲景深谙《内经》之旨，他在《伤寒论》中阐明六经辨证施治时，熟练地运用了升降理论，融入了重视脾胃、培养中气的学术思想。举例试析如下。

例一：开篇第一方——桂枝汤是治疗太阳病，风邪袭表，营卫失和证的，药仅五味，但配伍精当，方中桂枝辛温，佐以生姜，助以啜热粥，覆被保温，共奏辛温通阳，发表散寒，解肌祛风之效。桂枝配以甘草大枣，则辛甘合化为阳，同属于辛甘扶阳的一面，可使阳盛升已而下降转阴。芍药酸苦微寒，敛汗滋阴，养血和营，伍以甘草大枣则酸甘化阴，属于凉降养阴的一面，使阴盛降已而能转阳上升。甘草大枣调补中气。五药合用，亦升亦降，散中含收；开中寓合，扶阳养阴并举；升降得宜，营卫得和，元气恢复正常流通，故能微汗而愈。

例二：半夏泻心汤是治疗少阳病误下后，心下痞满，寒热互结证的，共六味药。其中半夏、干姜温中散寒降胃气，黄芩、黄连清热降逆和胃，人参大补元气，使脾气上升，甘草大枣坐镇中州，培养中气，纠正误下之伤，助脾气上升，复中焦斡旋之力。诸药合用，使元气充实，脾胃升降复常，寒热得调，气机流畅，痞塞自消。

例三：真武汤，是治疗少阴病阳虚水泛证的。方中附子辛热，壮肾阳，补命火，生姜辛温治水，亦散亦利，姜、附合用，温补肾阳之力更强，属于扶阳温升的一面。白术苦温，燥湿健脾，茯苓淡渗利湿，利水健脾。茯苓、白术合用，健脾燥湿利水，属于调中、培养中气的一面。白芍酸寒，属凉降养阴的一面，兼制附子的刚烈。诸药合用，中土斡旋，升降有序，阴生阳长，阳气复旺，则水气行而肿胀除。

例四：麻黄升麻汤是治疗厥阴病正虚阳郁上热下寒证的。方中麻黄、升麻、桂枝发越内陷之邪，升举下陷之阳气。当归、白芍养阴和血，兼防升散发越太过。知母、黄芩、玉竹、天冬、石膏相配，养阴清肺而解毒清热。茯苓、白术、干姜、甘草健脾调中，兼以扶阳以除下寒。本方药味虽多，但重点突出，各尽其能，升降调中，扶阳与养阴配合，使得中土健则斡旋有力，阳气升散则阳郁除，阴得养则阳有所附，阴阳和则微汗出而诸症愈。全方温升为主，升大于降，升降培并用。

全书中除上述用法外还有很多例，难以尽述，此外也不乏升降并用，甚至单用升、单用降或单用培的。运用之妙，实为非凡。

五、《伤寒论》治风湿病三方

在《伤寒论》中，共有三方治风湿病：桂枝附子汤、白术附子汤、甘草附子汤。三方均能治风湿，都用附子合桂枝汤加减而成。但三方又各有不同：桂枝附子汤，即桂枝汤去芍药加附子；白术附子汤，由桂枝汤去桂枝、芍药加白术、附子组成；甘草附子汤由甘草、附子、白术、肉桂组成。药味的变动是因证型有变，证变药也变。三方证在病机上的区别：桂枝附子汤证是表阳虚，风胜于湿，白术附子汤证是里阳虚，湿胜于风，甘草附子汤证则是表里阳虚，风湿俱重。

临证时，要知道桂枝附子汤与桂枝去芍加附子汤的异同：两方在药物组成上没有差别，但是药量上明显不同。桂枝附子汤中，附子重用三枚，而桂枝去芍加附子汤轻用附子，仅一枚，所治病证也不同，前者治脉浮虚涩，身体疼且烦，阳虚较重，后者治脉微身寒，身不疼，阳虚较轻。

三方异同，以诗志之：

桂枝附子（汤）即桂枝（汤），去芍加附风湿医，脉浮虚涩疼烦甚，重用三枚附子施。

言必由衷，称意而发

若用一枚（附子）名另起，桂枝去芍加附子（汤），此方风湿不能治，脉微身寒阳虚使。

白术附子（汤）枣姜草，风湿里阳偏虚止。

甘草附子汤术桂，表里阳虚风湿起，疼烦短气小便难，汗出恶风身肿已。

六、阳明热病怎么治

仲景治阳明热病主要有三个方子：白虎汤、白虎加人参汤、猪苓汤。前两方是治阳明实热证的，后一方是治阳明湿热证的，前者是阳明经病，后者是阳明脏腑病，前者的主症是大热大渴大汗出，脉洪大或滑数，或浮芤，后者的主症是脉浮发热，渴欲饮水，小便不利。前者治阳明经热盛于里和津气两伤，烦渴不解，后者治水热互结。猪苓汤能利水，但不伤阴、汗多而渴者禁用。猪苓汤要和《金匮》中的猪苓散相区别，猪苓散由猪苓、茯苓、白术三药组成，治呕吐后思水，胃中续有停饮者。二者不宜混淆。

阳明热病三方歌诀：

白虎膏知甘米同，热烦汗渴脉浮洪。

若津气伤浮芤痞，白虎加参力更宏。

猪苓育阴利水剂，汗多而渴不能噙。

金匮猪苓散茯术，胃中停饮有奇名。

七、浅议《伤寒论》治喘五方

在《伤寒论》中，涉及喘证的方剂主要有五个，即麻黄汤、小青龙汤、桂枝加厚朴杏子汤、大承气汤证、麻杏石甘汤。

麻黄汤用于表实无汗而喘，小青龙汤治疗外寒内饮之喘，桂枝加厚朴杏子汤治太阳中风兼喘，大承气汤用于阳明实热迫肺而见汗出微喘、喘冒不得卧的喘证，麻杏石甘汤则治表邪已解、邪热壅肺之喘。

这五个病证中，仲景提出了两大鉴别要点，即"汗出而喘"和"无大热"，是针对麻杏石甘汤证和桂枝加厚朴杏子汤证的。

麻杏石甘汤证中的"无大热"并不是无发热，只是表示无大热大实而已，"汗出而喘"也并非一定有汗出，只要根据临证中有汗无汗的情况，在麻黄和石膏的用量上加减即可。

在汗出而喘、无大热的两个方子中，区别应用是很明显的，桂枝加厚朴杏子汤用于宿有喘痰，感风寒而复作者，用之妙，而麻杏石甘汤则用于表证已解，邪热壅肺之证，效果亦很显著，现代广泛用于呼吸道传染病、感染性疾病。

另外三方，麻黄汤证多兼风寒表实，无汗而喘，小青龙汤多为外有寒邪、内有痰饮而设，大承气汤证之喘则多见于里热实证。

八、关于协热利和热利

协热利和热利，它们都有热，但热的来路不同。热利之热是从利发生的，而协热利之热是表热入里，它这个热是协同下利或者伴随下利而存在的。

协热利的代表方有两个：桂枝人参汤（一味桂枝加理中汤而成，不是桂枝汤加理中汤而成）、葛根芩连汤。

协热利二方的鉴别要点是所治病病机不同，前者是里虚寒，兼有表寒证，后者是里热下利兼有表热证。

热利方，在《伤寒论》里有三个，它们在应用方面的鉴别要点主要在病机和症状，见表1：

言必由衷，称意而发

表1　热利三方鉴别要点

方剂	病机	症状
葛根芩连汤	太阳阳明合病	下利不止，喘而汗出，不恶寒，脉促
黄芩汤	太阳少阳合病	自下利，发热，脉浮，腹痛
白头翁汤	阳明病	热利下重，腹痛

九、概述太阳病变证胸腹腔之病证——结胸、痞证和痞证类证

1. 结胸

结胸为邪气和有形痰水结于胸膈的病证，以胸膈脘腹疼痛拒按为特征，可概括为"按之痛、寸脉浮、关脉沉"九个字。寸以候外，浮主外邪，关以候里，沉主水饮，表明邪从外来，在里素有痰水，外邪与痰水相结形成结胸。

若按病位大小分，有大结胸与小结胸之别。其中，大结胸病，病位以心下为主，上可涉及胸肺颈项，下可至少腹，旁可及两胁。其表现为心下硬满疼痛，按之硬，或心下至少腹硬满，痛不可忍，脉沉紧，证急势重，当泻热逐水并施，用大陷胸汤治之。小结胸病是痰热互结于心下，病变部位局限于心下，病势和缓，不按不痛，按之则痛，脉浮滑，治宜清热化痰开结，用小陷胸汤。

大陷胸丸，也是治疗水热互结于胸膈的大结胸证的。与大陷胸汤证比较，大陷胸丸证病位偏上，邪结高位，达于颈部，使项强，如柔痉状。因为其病位较高，所以药力峻猛、能直下肠胃的大陷胸汤是不适宜的，为使药效持续时间延长，必须配

入甘缓的药物，并且仲景用白蜜为丸以达峻药缓攻之目的。

若按病因病理分，则有实热结胸和寒实结胸之别。治寒实结胸有三物小白散，用以温散寒邪，攻逐水饮，涤痰破结。寒实结胸与实热结胸症状相似，但寒实结胸无热证可资鉴别。

2. 痞证

痞证又叫心下痞证。心下指胃脘，在上腹部，痞的意思是塞，是患者的自觉症状，按之柔软，不痛。以心下痞为主要临床表现的痞证，治方有六，即五泻心汤和旋覆代赭汤。五泻心汤即大黄黄连泻心汤，附子泻心汤，半夏泻心汤，生姜泻心汤，甘草泻心汤。其中，大黄黄连泻心汤泻热消痞，是治热痞和热痞兼表的；附子泻心汤泻热消痞，扶阳固表，是治疗热痞兼阳虚的；半夏泻心汤和中降逆，化痰消痞，是治疗少阳病误下，中气受伤，斡旋失司，气机壅滞，呕而肠鸣的；生姜泻心汤和胃降逆，散水消痞，是治疗饮食滞痞的；甘草泻心汤补中和胃消痞，是治疗误下致痞，痞利俱甚的；旋覆代赭汤和胃降逆，化痰消痞，是治疗胃虚痰阻痞的。

以上六方都以心下痞为主证，如果心下痞不是主证，那就都是痞证类证的范畴了。

3. 痞证类证

痞证类证包括五苓散证、桂枝人参汤证、大柴胡汤证、十枣汤证，这四个方证在其病程中都可以出现心下痞或心下痞硬，但都不是主证，所以只能是痞证类证。临床应与痞证鉴别。还有一类下利证，也是痞证类证，有四个方子可供鉴别使用。

赤石脂禹余粮汤涩肠固脱止利，是治关门不固，纯虚无邪，大便滑脱的下利；黄芩汤和黄芩加半夏生姜汤，清热止利或清热止利兼降逆止呕，是治疗太阳与少阳合病下利或兼呕吐的下利。黄连汤清上温下，和胃降逆，是论治上热下寒，腹痛欲呕吐的证候的。

4. 结胸病四方歌括

大陷胸汤硝遂黄，结胸热实逐之良，心下胁腹硬满痛，脉来沉紧急煎尝。

大陷胸丸硝遂黄，葶苈杏仁蜜丸尝，结胸项强似柔痉，峻药缓攻寓意长。

小陷胸汤蒌连半，心下按痛服之康。

寒实结胸小白散，巴豆桔梗贝母裹。

5. 痞证六方歌括

大黄黄连泻心汤，麻沸汤中浸汁将，心下痞塞按之濡，热壅胸胃服之康。

附子泻心芩连黄，热痞恶寒自汗尝，泻心三味麻沸浸，别煎附子固元阳。

半夏泻心痞满良，芩连参草枣姜尝，满而不痛鸣呕利，苦降辛开调胃肠。

干噫食臭生姜入（半夏泻心汤重用生姜），干呕心烦甘草良（半夏泻心汤重用甘草）。

旋覆代赭汤夏姜，甘草人参大枣裹，消痰降逆扶中气，心下痞坚噫气光。

6. 痞证类证下利四方歌括

赤石脂禹余粮汤，滑泄迁延难禁方。

黄芩汤芍枣甘良，热利和中止痛强。

黄芩汤加夏生姜，胃寒肠热呕利帮。

上热下寒黄连汤，连半参甘枣桂姜，胸热胃寒欲呕吐，腹痛肠鸣泄利将。

十、"但头汗出"的病机和治法

临床上，常见一些患者，身无汗，"但头汗出"。这类患者的头汗出，是阴虚还是阳虚，还是其他什么原因呢？答案就在仲景《伤寒论》里，如《伤寒论》第 148、111、134 和 136 皆是。

第 148、134、136 条病机大致相同，都是热郁于内而不得外泄，引郁热上蒸所致。第 111 条属津亏有热而作汗无源的情况。前者是热郁上蒸，后者是汗源不足，一实一虚，病机明显不同，故治法迥异。

第 148 条为少阳阳微结证，病机为少阳枢机不利，阳郁于内，气血运行不畅，故治以小柴胡汤。第 134 条是太阳表证误下，湿热郁蒸发黄之证，湿热互结，热欲外越为汗，却受黏腻重浊之湿邪的牵制而不得外越，故身无汗，但头为诸阳之会，阳热上蒸于头，故出现了余处无汗，但头汗出，剂颈而还的状况，治宜清热利湿。

第 136 条为结胸证，是水热互结于胸胁，邪热不得外泄，故身无汗，而头微汗出，治宜大陷胸汤以破饮散结。

另外还有第 76 条阳明热郁胸膈的栀子豉汤证，也可能有"但头汗出"，第 147 条少阳热郁兼脾寒的柴胡桂枝干姜汤证，也有"但头汗出"，也都是热郁所致。

第 111 条是太阳中风，误用火攻发汗后，津液虚竭，故虽有火热蒸迫，但已汗出无源了，治宜养阴生津、濡养气血以滋汗源，方用生脉饮加当归、玄参、生地黄、熟地黄等。

历练抽丝剥茧，启迪悟性思维

授人以鱼，不如授人以渔

下篇　臻选实效医案

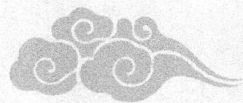

一、疏肝理气、和胃降逆法治疗胃痞病（食管裂孔疝）案

许某，50岁，工人。2019年9月7日初诊。

主诉：上腹部胀满1年。

病史：起病1年，上腹胀满，常因情志不遂诱发，呈逐渐加重趋势。初为食后胀，后来空腹时亦胀，食欲尚好，嗳气较频，有时呃逆，有时恶心欲吐，大便时干时溏。曾在省级大医院诊治。经胃镜诊断为"食管裂孔疝、慢性胃炎"，屡用西药治疗，效不著或当时有效，停药不久又发，经友人劝说转中医治疗。

刻诊：形体消瘦，稍食即饱，食而不化，或嗳或呃，大便干溏不定，苔薄白微腻，舌质淡红，脉细弦。

局部检查：腹部平软，上腹胀满，有腹肌紧张感，有轻微压痛，肝脾肋下未及。

临证分析：上腹胃脘痞胀，疼痛轻，当属"胃痞病"。常因情志诱发，情志不畅，易致肝气郁结，肝郁则横逆犯胃，致使胃气失于和降，故痞胀。或因情志，或因饮食，症状时轻时重，故有时嗳呃，严重时肝气犯脾则便溏。胃中气滞故食少、早饱，脾运不健故食而不化。本病以气滞为主，脾虚为次。

治法：疏肝理气，和胃降逆。

方药：柴胡疏肝散加减。柴胡10g，川芎10g，赤芍10g，甘草5g，香附10g，木香10g，青皮6g，枳壳10g，法半夏10g，炒白术15g，炒鸡内金10g，佛手10g，怀牛膝10g。共7剂。

二诊：9月15日，症状无明显改善，上方加刀豆10g，八月札10g。共7剂。

历练抽丝剥茧，启迪悟性思维

三诊：9月23日，胃脘痞胀有减，无触痛，大便成形，二诊方去怀牛膝。共7剂。

四诊：9月30日，胃脘痞胀基本消失，偶有嗳气，继续服三诊方，共7剂。

五诊：10月8日，胃脘不胀，舒适，舌苔薄白。钡餐透视复查提示胃窦炎，未见裂孔疝。

【按语】

1. 任何时候都不要被西医病名或某些检查检验结果所束缚，怎么认识和治疗食管裂孔疝？没有专方治此病，除部分较重病例，手术指征明显者要手术外，对于绝大多数患者，运用辨证施治和整体观念，用中医中药治疗都有良效。

2. 本病肝气犯胃证与寒热错杂心下痞证的鉴别很重要。二证病因相同，外感、饮食、情志等均可致病，均可有胃气失降之表现，且病位均在心下、胃脘部位。其不同点在于，寒热错杂心下痞证仅限于心下，是患者自觉症状，没有体征；而肝胃不和证可局限于胃，也可涉及胁肋或大腹，且按之较硬满，多有压痛。一是气滞胃中，另一是寒热互结于心下（胃中），且有中气的虚弱，故对于二者的治疗大相径庭。肝气犯胃者以疏肝理气、和胃降逆为主，而治疗寒热错杂心下痞则以辛开苦降、寒热双调、补中益气为主。

3. 本病为胃痞病，肝胃不和证。由于肝气犯胃，胃气郁滞，和降失司，故方中用柴胡、香附、木香、青皮、枳壳、佛手、八月札疏肝理气，多为平和之品。枳壳、刀豆、半夏降逆行气；赤芍、川芎行血中之气，防止气滞血瘀；甘草、白术健脾益气，防止沉降太过；鸡内金助脾健运，怀牛膝引药下行。诸药配合，充分发挥脾胃的枢纽作用，以降为主，升降相须，不伤胃气，故获良效。

4.在运用本法治疗时，若气滞不解，郁久易生热，气滞亦可导致血瘀，气滞亦可使脾运失常，致水湿痰浊内蕴，可根据病因、症状辨证治疗，灵活加用清热、化痰、消积、祛痰湿之品。若有疼痛，可加芍药甘草汤，以解痉舒挛止痛；若胸膈满闷，可加用紫苏梗、刀豆壳、绿萼梅、郁金，性皆平和且降逆宽胸，开郁功著；若郁热重，芦根、麦冬、栀子豉汤等可用；若呃逆重，可加旋覆代赭汤；浊痰著，加浙贝母、瓜蒌皮；若食而不化，可加鸡内金、焦三仙；若病久，心下有固定痛点，见血瘀证者，可选用丹参饮、血府逐瘀汤、膈下逐瘀汤等化裁；如用乳香则用量宜小，3g 为宜，多用害胃气；有出血证者，白及粉、三七粉、大黄粉或云南白药均是良药。牛膝与桔梗、荷叶与枳壳、石菖蒲与藿香等，都是一升一降的药对，均可灵活选用。

食管裂孔疝的主要病机是胃气上逆，故其总的治则便是和胃降逆，治法就是调节脾胃升降，升降正常了，裂孔疝自然就恢复了。

二、温阳化饮、温中散寒、活血化瘀三法并用治胃脘痛（慢性胃炎）案

王某，40 岁，男。1992 年 10 月 11 日初诊。

主诉：上腹部冷痛 1 年余，加重 10 余日。

病史：1 年前因过食寒凉，导致上腹部隐痛不适，未重视，拖拉忍受月余未缓解。饮食渐少，痛亦加重，空腹易痛，得食可减轻，但不多时又觉疼痛，伴有上腹部沥沥有声，食前食后均有。上腹部喜按喜暖，又过月余，痛剧影响生活和工作，乃

就诊于某院。予胃镜检查，诊为慢性浅表性胃炎，并见息肉1枚，当时行镜下摘除术。服用多种中西药物，症状无明显改善。近10天反而呈持续疼痛，阵发加剧，无奈之下，求助于中医。

刻诊：胃脘痛，痛位较固定，按之痛剧，自觉胃部有沥沥水声，检查有轻度振水声。局部喜温喜按，口不甚渴，喜热饮，饮不多，胃中觉凉，背部亦寒。舌淡，苔薄白，脉沉细弦，无呕吐吞酸、嗳呃诸症，肝肾功能无异常。

临证分析：病在胃脘部位，喜温喜按，喜热饮，舌淡，苔薄白，脉沉细弦，诊为胃脘痛病，胃虚寒证。

治法：温中散寒。

方药：理中汤合良附丸加减。炙甘草6g，白术10g，干姜5g，党参15g，高良姜10g，香附15g，肉桂6g，荜茇10g，白芷15g，防风10g。7剂。

二诊：10月17日，诉药后症状无改善。

考虑病因于寒，症亦表现为寒，病时较久，又有喜温喜按之症。诊为胃虚寒，用温中散寒之剂，应为对证，治当有效才是，然而事实并不如意，思忖良久，若有所悟，寒凝易滞气呀，气滞可致血瘀呀，久痛必然入络呀，乃于原方中加入丹参饮 [丹参30g，降香10g，砂仁6g（后下）]，以行气活血通络。嘱服7剂。

三诊：10月24日，诉药后疼痛似有减轻，但减不足言，这就叫人纳闷了。寒也温了，气也行了，瘀也祛了，为何不见显效？重温病史，终于发现，忽略了几个症状——餐前腹部沥沥有声，有轻度振水音，口不甚渴，喜热饮，饮水不多，胃中冷，背部亦冷。对于这样的证候，仲景明确指出："其人素盛今瘦，水走肠间，沥沥有声，谓之痰饮。"又曰："夫心下有留饮，其人背寒冷如掌大。"诊断既明，仲景也告诉了我们治疗的原则："病痰饮者，当以温药和之。"遵其旨，予苓桂术甘汤加减——茯苓20g，桂枝10g，白术20g，炙甘草6g，高良姜10g，香附15g，蒲黄10g（包煎），五灵脂10g（包煎），荜澄茄10g，白芍10g。7剂。

四诊：患者喜笑颜开，服药后胃痛一天比一天减轻，至7剂服完，疼痛亦消失了，前后心也不凉了。乃去良附丸、失笑散。以苓桂术甘汤合五行健脾散加减巩固2个月余，无复发。

【按语】

1. 对于中焦痰饮，早期不易确诊，确诊以后，证属中焦阳气失宣者，并不适宜用祛寒更快的大热之药，须知欲速则不达，应以温药和之。脾为中土，具冲和之象，为五脏之枢纽，具媒婆之素质，有调和五脏之能力，所以取苓桂术甘汤温和调和之力反而迅速有效。初用干姜、肉桂、荜茇为大热之药，未伤阴就已万幸。气滞不通，血瘀不行，其因在于痰饮阻中，中焦痰饮未除，故二诊时虽然加入行气化瘀之品，却难以奏效。先清理道路，涤除痰饮，使中焦畅通，行气化瘀之方药才能发挥作用。

2. 在温阳药中伍以白芍，乃取刚柔相济之意，白芍之酸与甘草合用则酸甘济阴，可防阳药伤阴，与桂枝合用又有调和营卫之功，寓有阳生阴长之意。

3. 在症状全部消失后，继续用药，一是防止余邪未尽，死灰复燃；二是健脾助运，杜其生痰之源。在慢性病调治过程中，这并非多余的步骤，而是治未病之举。

三、疏肝和胃法治胃脘痛肝胃郁热证（胃溃疡）案

汤某，40 岁。2012 年 5 月 20 日初诊。

主诉：胃脘隐痛 3 年余。

病史：3 年前因饮食不节致胃脘胀满疼痛，伴嗳气反酸，在当地诊所诊治，用胃苏颗粒治疗，效果不佳。后于县医院行胃镜检查，示反流性食管炎，胃溃疡，幽门螺杆菌（Hp）阳性，服用奥美拉唑、胶体果胶铋、阿莫西林、甲硝唑治疗半月，症状仍无明显改善。经人介绍来我院寻求中医治疗。

刻诊：胃脘隐痛，胁肋胀闷，胃有灼热感，反酸，嘈杂，每因情志不舒而诱发或加剧。咽中不适，似有物，吐不出，咽不下。平时性情急躁易怒。检查心肺听诊正常，胃脘部有压痛，舌苔黄，舌尖红，脉细弦数，腹壁软，墨菲征阴性。

临证分析：平素性情急躁易怒，肝失疏泄，横逆犯胃，肝胃气滞，久郁化热，故见胃脘隐痛、胁肋满闷、胃脘中灼热、嘈杂、反酸等症状。辨证属于胃脘痛，肝胃郁热证，病位在胃，与肝关系密切。

治法：疏肝和胃。

方药：方拟化肝煎加减。青皮、陈皮各 10g，浙贝母 10g，黄连 3g，法半夏 10g，牡丹皮 10g，栀子 10g，连翘 10g，木蝴蝶 5g，刀豆 10g，厚朴 6g，白芍 15g，泽泻 10g，甘草 3g，海螵蛸 10g，紫苏梗 10g，香附 15g。7 剂。

二诊：6 月 22 日，药后症状显著减轻，食欲亦好转，知饥不嘈杂。原方去清热泻火的黄连、栀子，行气除满的厚朴，14 剂。

三诊：7 月 6 日，患者诉诸症悉除，问要不要服药巩固。当

然需要，但不是原方，而是改用愈疡方加减。白及 10g，海螵蛸 15g，浙贝母 10g，白术 10g，枳实 6g，白芍 10g，延胡索 10g，甘草 5g，三七粉 3g（冲服）。14 剂。

2 周后无不适，仍用此方，继续服药 2 个月。9 月下旬复查胃镜示慢性胃炎，无食管炎，亦无溃疡。

【按语】

1. 本例患者症状较典型，诊断并不难，治疗有特色，谨察病机，按阶段治疗，病情变，方药也变。一诊时，患者的症状主要表现为肝郁化火，犯胃灼津，故选用《景岳全书》中的化肝煎加减治疗。方中青皮善于破气散结开郁，陈皮善于运脾理气化痰，二者相须为用，共奏疏肝理气解郁之功；白芍养阴柔肝，既能舒缓肝脏之挛急，又可防止气药之燥性伤阴；栀子清肝宣郁，乃治火郁之要药；牡丹皮清肝凉血散瘀，浙贝母化瘀散结，疏利肝气，含有佐金平木之意；泽泻淡渗利湿，导热从小便出。诸药合用，融疏肝、柔肝、清肝、凉肝、平肝、泻肝诸法于一炉，其疏肝泄热之力甚大。又在化肝煎基础上加入了黄连、连翘、栀子清火散结，又加法半夏、木蝴蝶助浙贝母化痰散结、佐金平木。又加海螵蛸制酸护胃，更加厚朴、紫苏梗、香附助青皮、陈皮疏肝理气开郁，作用更加强大，故疗效显著。肝为风木，内寓相火，性喜条达，体阴而用阳。郁怒则伤肝，肝气郁结则失于疏泄，相火妄动则伤其阴血，并逐渐形成气滞血瘀、水湿停滞、脾虚痰湿等病理变化，与本例患者的病情十分符合——肝体不足而肝用有余，故化肝煎为对症之方。

2. 二诊时，患者的肝胃郁热表现已除，但溃疡不可能同时痊愈。因为肝用太过则侮脾犯胃，胃体被伤，形成溃疡，是不可能短期愈合的。胃痛可止，但胃体的恢复滞后于症状的消失，症状的消失远早于病灶的修复，稍有不慎就会复发，所以只有继续治疗，溃疡才能彻底治愈。

3.三诊的愈疡方中，主药白及，有保护胃黏膜、敛疮止血、消肿生肌之功，三七有活血化瘀、祛瘀生新、消肿止痛之效，海螵蛸、浙贝母制酸止痛，延胡索活血化瘀，行气制酸止痛。五药相协，抑酸止痛，活血止血，生肌敛疮，保护消化道黏膜，相得益彰。止血不留瘀，化瘀不伤血。又加白芍、甘草酸甘济阴，缓急舒挛，和营止痛；白术健脾助运；枳实消痞除满，与白芍共奏理气和血之功，使气血调和。全方消补兼施，补而不滞，消不伤正，故有效地改善了胃内环境，既防止症状发作，又有利于溃疡愈合。更重要的是，三七和白术可增强免疫功能，提高抗溃疡作用，并抑制各种损伤因子对消化道黏膜的损伤，还有抗幽门螺杆菌作用，所以本方既可治疗，也可预防溃疡的发生发展。

4.本案的治疗顺序不可颠倒，若先治溃疡，必不愈，因为肝胃郁热是因，溃疡是果，先治郁热是审因论治，是治本，故郁热不除，溃疡难愈。

四、升脾气、降胃气、培养中气法治疗顽固性腹胀中虚气滞证（浅表性胃炎）案

王某，女，30岁，职工。2011年3月21日初诊。

主诉：脘腹胀痛2年，加重1个月。

病史：患者于2年前因与人不和，忍气吞声致脘腹胀痛，初起时发时止不太严重，不以为然，今年2月无明显诱因症状逐渐加重，腹中辘辘有声，接着脘腹胀满，甚则呕吐，多为不消化食物，吐后症状不解，继而疼痛。其痛位或在心下，

或在左右胁肋，有时抽痛难忍，先后就诊于数家诊所和医院，疗效甚微。来本院前经医院多方检查，未见明显器质性疾病。血常规检查仅见血红蛋白偏低（90g/L），血尿淀粉酶正常，Hp（＋），肝肾功能正常，B超见胆囊壁毛糙，胃镜显示浅表性胃炎。

刻诊：患者自诉胃脘及腹部胀满疼痛，痛处不固定，痛剧则呕吐胃内容物，吐后胀满不减，不欲饮食。体检示心肺（－），肝脾触诊不满意，触痛不明显，腹部叩诊呈鼓音，无振水音。形体消瘦，神疲乏力，舌苔薄白，脉细而弦。

审阅病历，分别用过抑酸、解痉、保护胃黏膜、广谱抗生素等西药，柴胡疏肝散、四逆散、失笑散、金铃子散、枳术丸、百合汤、保和丸、越鞠丸、香砂六君子汤等中药方剂，均无显效。

临证分析：本案初由情志不畅引发肝气郁结，气滞不散，影响脾运，则饮食少进，脘腹胀满逐渐加重，肝气犯胃故呕吐，胀满痛非食积所致，故吐后症状不减，甚至发生抽痛、肠鸣诸症。此乃肝气横逆，中气大虚表现。除患者自身因素外，医者没有心理疏导，屡用疏肝理气之法，辛散之药一施再施，终致气散而不收。中气愈虚，气滞愈剧。

治法：婉言疏导，嘱其忘掉宿怨，不要用别人的错误惩罚自己，宗仲景厚朴姜夏草参汤加减以培养中气，升脾降胃，并收敛肝气，恢复元气周流。

方药：红参6g（另煎），炒白术15g，山药15g，炒白扁豆15g，砂仁5g（后下），厚朴10g，石菖蒲6g，豆蔻5g（后下），姜半夏10g，干姜3g，防风10g，五味子6g，乌梅10g，白芍10g，炙甘草5g。7剂。

历练抽丝剥茧，启迪悟性思维

二诊：3月29日，药后，脘腹胀满大减，疼痛亦轻了不少，亦未呕吐，肠鸣亦少了，一方面是药物的作用，另一方面也是患者放下包袱，从愤恨、忧郁的阴影中走了出来。效不更方，沿用原方14剂。

三诊：4月15日，临床症状基本消失，食欲好转，乃予参苓白术散加减调理2个月余，未见反复，精神、体力明显好转。

【按语】

1. 本例患者脘腹胀满而痛。初病多属实，久则虚多实少，初起气滞为主，正气尚可，可任行气破气，如患者早期能获心理疏导，放下宿怨，早该痊愈了。治病先治心，心病还要心药医。久则正虚为主，如看不到这点，一再使用辛散行气、破气之品，不仅损伤胃气，而且使气散难收，故行气、破气之药不但于病无益，反而使胀痛有加无减。此时中虚气滞，以中虚为主，气滞为次，正合使用升脾气、降胃气、培养中气法。黄元御说："胃主受盛，脾主消磨，中气旺则胃降而善纳，脾升而善磨，水谷腐熟，精气滋生，所以无病。脾升则肾肝亦升，故水木不郁，胃降则心肺亦降，故金火不滞。火降则水不下寒，水升则火不上热。平人下温而上清者，以中气之善运也。"

2. 治方中含《伤寒论》厚朴姜夏草参汤，乃仲景治疗中虚气滞之名方，但该方以治气滞为主，中虚为次，故在本案中增加了培植中土之药，也适当调整了升降之品。方中，红参、炒白术、山药、炒白扁豆、炙甘草均属甘温补益中气之品，既生脾气，又固中焦；乌梅、白芍、五味子酸寒，酸以收敛，柔肝制木，走右路，是为降法；砂仁、厚朴、石菖蒲、豆蔻辛温发散，芳香化浊，醒脾通阳，走左路，为升的运用；半夏、干姜和胃降逆止呕，温暖中宫，亦为降法；防风升散，不仅能治外风，亦善治胃肠之风，胃肠空虚乃是生风之源。肠鸣脘腹胀满，攻窜无定，甚至抽痛，乃生风之象。加防风，内含痛泻要方之旨，如此搭配，则脾胃强健，升降恢复，元气得以正常周流，故疗效甚捷。

五、益胃养心、胃心同调法治心悸胃痛气阴两虚证（慢性胃炎，十二指肠糜烂伴息肉）案

吕某，男，50 岁。2012 年 11 月 10 日初诊。

主诉：左上腹隐痛伴心悸渐重 3 年。

病史：左上腹隐痛阵作已 3 年，纳谷尚可，自服逍遥丸、胃苏颗粒冲剂等药，都有一定缓解，但移时又作，自己不明原因。有时心悸，劳累后心悸加重，饱食后，左上腹隐痛和心悸症状均有加剧，剧则胸闷，无嗳气、反酸，亦无心前区及左肩背部疼痛，夜寐不实，易惊醒，神倦乏力，大便秘，小便黄少，舌红瘦乏津，脉律不齐。嗜烟酒 20 年，烟每日 1 包，酒每日 500g 左右，3 年前戒酒成功，戒烟失败。

2012 年 6 月做过胃镜，示浅表性胃炎、十二指肠球炎伴点状糜烂，球部有小息肉；B 超示胆囊壁毛糙；心电图示频发室性早搏；服过多种中西药物（不详），少效。

刻诊：精神不振，面色乏华，左上腹隐痛作胀。心悸，夜寐不实，易惊醒。舌红瘦乏津，脉细弱有歇止，心率 70 次 / 分，未闻及病理杂音，有期前收缩 6 次 / 分。腹部濡软，肝脾未及，大便秘，小便黄。

临证分析：《内经》认为，人"年四十而阴气自半"。患者年已五旬，阴虚难免，加上平素嗜好烟酒，耗伤阴液，更使阴

虚有加。初为胃阴不足，胃失濡润，通降失司，胃气郁滞，不通则痛，故左上腹隐痛作胀；胃虚日久，影响脾运，进而心阴亦不足，心神失养，故见心悸不止。心胃同病，治宜养阴和胃，宁心安神。

处方：生地黄 10g，麦冬 10g，石斛 10g，炙甘草 10g，火麻仁 10g，人参 6g，大枣 6g，佛手 10g，黄连 3g，黄芩 5g，姜半夏 10g，生姜 2 片，鸡内金 15g，炒酸枣仁 15g，柏子仁 15g，百合 15g，生薏苡仁 30g。7 剂。

二诊：11 月 18 日，服上药后，左上腹痞胀减轻，心悸明显改善，效不更方，继服 7 剂。

三诊：11 月 26 日，诸症消失，自觉无不适，继予麦冬汤加减调理月余，停药，观察 1 年无复发。

【按语】

1. 本病有左上腹隐痛，B 超见胆壁毛糙，易被误导为胆囊炎，但依辨证少阳证证据不足，胆囊炎的诊断宜忽略。

2. 该患者有长期大量饮酒史，易于伤肝，又有左上腹隐痛和作胀等症状，易被"左肝右胆"说误导为肝病。依辨证，肝病证据亦不足，因为无眩晕、面青、黄疸、吐酸、胁肋痛等症状，亦无生气郁怒等病史诱因。肝病的诊断可排除。

3. 患者有心阴虚证是肯定的。其证据有：常心悸不止或胸闷，舌质红瘦乏津，脉细有歇止，大便秘，小便黄，夜寐不实易惊醒。

4. 患者有胃阴虚证也是肯定的。表现为年过四十，久患胃疾，左上腹隐痛痞胀，按之濡。左上腹的位置不在胸，也不属胁肋，当属于胃脘，饱食则脘痛加剧，心悸亦加重，说明胃虚受纳功能下降，便秘、舌脉均为阴虚之象。

综上分析，其痛为胃心同病，故治疗当胃心同治，方用仲景麦门冬汤、半夏泻心汤、炙甘草汤合方加减。方中生地黄、麦冬、石斛滋养心胃之阴；火麻仁润肠通便；酸枣仁、柏子仁、百合养心血心阴，安神宁心；黄芩、黄连清心降火，引阳入阴；人参、大枣、炙甘草扶助正气，益气补脾，生血养心；佛手、鸡内金理气和胃，助脾健运而不伤阴；半夏祛痰、降肺胃之气；生姜温中散寒，防止阴寒碍阳；生薏苡仁消癥散结，对清除息肉亦有良效。全方共奏益气养心、和胃止痛、消除息肉之功。

六、益气养阴、调理脾胃、疏肝养心法治胃脘痛肝胃不和（胃溃疡，十二指肠球炎）案

孙某，男，56 岁，农民。2000 年 8 月 1 日初诊。

主诉：胃脘疼痛反复发作 15 年，加重 3 个月。

病史：40 岁即胃痛，较轻，休息可缓，故未重视。近 3 个月因情志失调而发作，疼痛加重且较频，休息不缓解，伴纳谷不香，神疲乏力。于 7 月 15 日到县医院诊查，胃镜示胃溃疡、十二指肠球炎，送进中西药物，脘痛不已，又增情绪焦躁不安。8 月 1 日就诊时，询知，疼痛不仅限于胃脘，涉及胸胁大片部位，还有胀闷感，忽轻忽重，空腹尤甚，进食可缓，但进食很少。伴疲乏无力，头晕耳鸣，面色泛白，舌质淡红，苔薄白，脉细弦。

刻诊：胃脘疼痛，进食则缓，痛牵胸胁，胀闷烦躁，头晕耳鸣，食少乏力，面色发白，舌质淡红，脉象细弦。

临证分析：①首看病位，胃脘为主，兼及胸胁，与胃、肝、心密切相关。②再看病性：当属气阴两虚，脾胃失和，肝

失疏泄，心神失养。③气虚的表现：久病必虚且见饮食减少，疲乏无力，头昏耳鸣，得食痛缓，面色苍白，舌质淡红，脉细。④阴虚表现：人"年过四十而阴气大半"，肝气久郁易于伤阴，疏肝药多辛燥亦易伤阴，进食少，化源不足，进饮食后疼痛可缓，表示阴虚得补则缓。脉细亦主阴不足，烦躁为气阴不足、心失所养所致。阴虚部位在胃、心、肝。⑤肝失疏泄表现：胸胁胃脘胀痛，时轻时重，脉弦。心失所养则胸闷烦躁，舌淡脉细。

需排除的相关病证：①古代叶天士有"久病入络""久痛入络"之说，本例患者病史十几年，长期肝郁，有无入络血瘀？如有血瘀，则应有某些佐证，如疼痛以夜间为主，痛如锥刺，痛位固定，或见舌紫暗有瘀点瘀斑，皮下瘀斑，肌肤甲错，大便色黑等。故本案无血瘀。②还有久痛必虚之说，气阴两虚已定，血虚，阳虚是否存在？因气为阳，血为阴，故本案气血阴阳俱虚，但主要在气阴。

综上，得出诊断：胃脘痛，气阴两虚，脾胃不和，肝气郁结，心失所养证。

治法：益气养阴，调和脾胃，疏肝养心。

处方：炙黄芪15g，太子参15g，怀山药15g，炙甘草6g，生白芍15g，炒枳壳10g，升麻5g，柴胡5g，百合15g，麦冬15g，石斛10g，生麦芽15g。7剂。

二诊：8月8日，疼痛明显好转，情志有改善，继服原方14剂。

三诊：8月24日，诸症基本消失，纳谷香，精神恢复正常，无证可辨，乃依病，予愈疡汤加减，继续治疗2个月，至县医院行钡餐检查，未见溃疡。

【按语】

1.关于诊断：本例患者病位较广泛，涉及胸胁胃脘而以胃脘为主，与心肝关系密切。病变的性质，从虚实来看，貌似实，实则虚证，如果误诊为肝气犯胃之实证，那么疏肝药之辛燥必然更加伤阴，便阴虚更重，痛必不愈，定为虚证。那么虚在哪？临证分析时也讨论过，不再重复。

2.关于治疗：本病虚实夹杂，以虚为主，实邪不盛，也无血瘀，有气阴两虚、肝脾失和、心失所养，故治疗以补虚为主，兼顾祛实。若单用攻邪之法，则虚者更虚；若单用补虚法有可能达扶正祛邪之效。今用扶正为主、祛邪为辅的方法，攻补兼施，有主有次，故效果更佳。

方中，黄芪、太子参、山药、白芍、甘草、百合、麦冬、石斛益气养阴；枳壳、升麻、柴胡升降脾胃，使中土正常运转，充分发挥其斡旋作用；麦冬、百合养心安神止燥；麦芽疏肝理气而不伤正；枳壳又可防止参芪诸药滞气。其中柴胡用量轻，又有敛降之白芍，故不惧柴胡之辛温发散；百合微苦性平，入心、肺、胃经，善补心、肺、胃之阴虚，且有一定的安神作用，正合本病病机。全方补而不滞，疏而不伤，疗效满意。

七、先治并病和变证，再用益气养阴化瘀法治疗顽固性胃部胀满隐痛案

患者王某，女，60岁，农民。2010年9月19日初诊。

主诉：胃部胀满隐痛5年余。

病史：近患感冒继发胆囊炎，上腹部偏右胀痛拒按，大便干结，经用大柴胡汤加减而缓解。之后晚间又觉胸闷、气短、自汗出，西医予查心电图、肝胆脾胰彩超未见异常，体温、脉

搏、呼吸、血压及血脂检验均在正常范围，建议中医治疗。

刻诊：胃脘胀满隐痛，得食可稍缓，但食欲不佳，饮食不多，同时伴胸闷、气短、自汗、微恶风寒，舌苔薄白，舌质红瘦，舌下静脉粗，脉细弦。

临证分析：本病初为胃脘胀满隐痛 5 年，后来出现大柴胡汤证，先病为本，后病为标，故按急则治其标原则，先投以大柴胡汤。胆囊炎可视为少阳病，结合大便干结，则为少阳阳明病，大柴胡汤为对证之方，故症状迅速缓解，然又出现晚上胸闷、气短、自汗诸症。这些症状是在夜间出现的，夜间阴气最盛，阳气不足，人体应之；又因使用过大柴胡汤，内有大黄、黄芩清热泻下之品，致表邪下陷；方中还有白芍，乃阴柔酸敛之品，均使胸阳不振，故而出现胸闷、气短、自汗出，乃表证未除、营卫不和之象。《伤寒论》21 条云："太阳病，下之后，脉促，胸满者，桂枝去芍药汤主之。"故用桂枝去芍药汤温振心阳、祛邪达表。

处方：桂枝 20g，炙甘草 10g，生姜 20g，大枣 12 枚。5 剂。

上方服 1 剂，当晚症状稍减，3 剂后大减，5 剂服完，胸闷、气短、自汗、恶寒全消失。接下来治疗原发病，考虑胃痛已 5 年之多，久病必虚，久病必瘀，长期食少，胃失濡养，气阴不足，气虚则不运，血行不畅，故可致瘀，舌红瘦、舌下静脉曲张为证，乃取养阴祛瘀之法治之。

处方：《金匮》麦门冬汤加减。麦冬 20g，玉竹 10g，人参 5g，大枣 10g，山药 15g，甘草 5g，当归 15g，赤芍 10g，白芍 10g，生地黄 10g。7 剂。

上药服 7 剂，隐痛有间，稍缓，但纳食更少了。考虑有几味药过于滋腻碍胃，故去生地黄，并将当归、玉竹减为各 6g，加鸡内金 15g、石斛 10g、合欢皮 15g，兼啜米粥少量以养胃。

此方再服 7 剂后，知饥食增，隐痛消失，以后只吃米粥、烂面条，调养月余后，恢复正常饮食，症无反复。

【按语】

本案病程中出现了并病和变证。在治法上，必须遵循急则治标、缓则治本的原则，如果不知及时换法，不但原发病难愈，还会加重并病。在治疗并病大柴胡汤证时，取得了一定疗效，但又出现了变证，即桂枝去芍药汤证，有是证用是方，方随证出，方证合拍，故疗效显著。

并病和变证治愈后，回到原发病，似乎无症又如何辨证？抓住久病的特点，自然推断久病必虚和必瘀的情况，进一步诊察，患者尚有食少、乏力、舌苔薄白、舌质红瘦等表现，佐证其有气阴虚弱之证，舌下静脉曲张则证明血瘀存在。在麦门冬汤原方中，本有半夏，因本案既无痰浊，亦无上气喘咳，故去之；原方中有粳米，因药房不备，故以怀山药代之。方中，麦冬大补胃阴，兼清虚热，人参、大枣、甘草、山药培土生金，益气养阴，又加玉竹、白芍、生地黄，更增补阴之力，又加当归、赤芍，更增祛瘀之力，诸药合成一个强大的既能益气养阴，又可祛瘀之剂，但由于胃纳减少了，故去掉生地黄，减当归、玉竹之量，再加石斛滋阴不碍胃，加鸡内金健脾助运，啜粥以养胃气，故药到病除。

在治法上，有一特点是用米粥养胃，绝无碍胃之弊，不失为久病调理之一法。

在用药上，还有一特点，即胸闷去芍药，这是张仲景的用药特色，不可不知，凡见胸闷症，必不用白芍，因胸居阳位，气机宜宣散，白芍乃阴凝降敛之药，故不用也。

历练抽丝剥茧，启迪悟性思维

八、清宣开泄法治疗上焦失宣，中焦失降，胸脘痞闷（慢性浅表性胃炎伴急性活动）案

患者胡某，66 岁，工人。2013 年 7 月 10 日初诊。

主诉：3 年前出现胸胃隐痛不适，加重月余。

病史：曾做过胃镜检查，诊断为慢性浅表性胃炎伴急性活动。心电图检查示心肌缺血。送进中西药物均无显效，中医先后用过瓜蒌薤白桂枝汤、香砂六君子汤、柴胡疏肝饮、胃苏颗粒冲剂等。

刻诊：面色乏华，舌苔微腻，黄白相兼。胸闷气阻，胃脘胀满，隐痛不适，心中难过，纳谷不香。心肺听诊正常，胃脘腹部软，未触及肝脾及包块。胃脘轻压痛。脉弦细濡。

临证分析：病位范围较大，包括胸部和上腹部。胸部主要是心肺，上腹部主要为胃，涉及肝（脉弦）。

具体病位究竟在哪？心病可能是有的，年近古稀，心电图发现有心肌缺血，自觉胸闷。肺病的可能性不大，虽然胸闷，但是无咳喘痰浊。肝病不可能排除，因为有胸脘部痞闷，隐痛不适，脉弦等表现。胃病是肯定的，胃脘部痞胀，纳谷不香，心中难过均是佐证，患者述说的心中，可能是心，也可能是胃，上腹部软，颇似心下痞证。但无呕吐、腹泻、下利且心下隐痛，不支持心下痞证的辨证。然而患者先后用过了针对脾胃的香砂六君子汤、胃苏颗粒冲剂，针对肝的柴胡疏肝散，针对心病的瓜蒌薤白桂枝汤，均无显效，病情依然如故，又是何道理？细思之，患者自觉胸部如堵，胃脘如塞，此上中二焦不通也，上焦不通，致使中焦气机升降受阻，所以治疗必先通上焦，倘使上焦通畅，则中焦升调无阻。

前面用过香砂六君子汤、胃苏颗粒，皆调理脾胃升降之方，因为上焦未通，故难以显效。用过柴胡疏肝散，也因为上焦不通，故肝气难舒。用过瓜蒌薤白桂枝汤，此乃调心之方，但此方主治寒凝胸中，心阳不振之胸痹心痛证。然而患者仅有心肌缺血表现，并无胸痛心悸的阳微阴弦、阴乘阳位的表现，故可认为之前用的药方不对证。乃采用清宣开泄之法，选三仁汤加减。

处方：杏仁 10g，豆蔻 6g，姜半夏 6g，厚朴 6g，竹叶 10g，甘草 6g，茯苓 10g，甘草 6g，桔梗 6g，陈皮 10g，石菖蒲 10g，佛手 10g，竹茹 6g，栀子 5g，豆豉 5g。7 剂。

二诊时症状大减，守方继服 14 剂。

三诊时症状全消，纳谷香，进食增。停药观察 3 个月后，复查胃镜为浅表性胃炎，无急性发作征象。

【按语】

1. 本案治法为清宣开泄法，综合了吴鞠通的上焦如羽，非轻不举，和张仲景辛开苦降之法。上焦不通，必须投以质轻味薄之品，不入中下焦。厚重之品，难入上焦，故所选之药大多为微辛、微苦之品。意在先宣通上焦气机，不离苦降辛开之法。栀子、豆豉苦寒，清宣郁热。甘草缓中，调和诸药。茯苓健脾渗湿，桔梗、甘草升清气，半夏、厚朴降浊气。本法实际是苦辛通降法的灵活运用。诸药中，关于杏仁，《长沙药解》云："杏仁疏利开通，破壅降逆……调理气分之郁，无以易此。"豆蔻辛温，《玉楸药解》云："清降肺胃，最驱膈上郁浊。"关于陈皮，东垣说："夫人以脾胃为主，而治病以调气为先，如欲调气健脾者，橘皮之功，居其首焉。"桔梗苦辛平，入肺胃经，《本草经疏》谓："邪在中焦，则腹满及肠鸣幽幽，辛散升发，苦泄甘和则邪解而气和，诸证自退矣。"

诸药并用，微辛微苦，入中上二焦，具流通气机、宣肺降胃之功，且其轻清之性又可达"轻可去实"之效。

本法根于张仲景苦辛通降之法，又有别于仲景之法。本方用微苦微辛之轻清灵动之剂，治上焦气郁。而仲景之半夏泻心诸方乃苦寒辛燥之剂，治中焦之寒热互结也。

2. 或曰：上焦之滞从何而来？

分析如下：患者未诉有七情致病因素，故病症多为外感而来。其病位在上，若为温病从口鼻而进入，首先犯肺，但未见征象。

根据"火曰炎上""风性向上"可知风热之邪易伤上焦，湿邪可随风热上行。患者年老体弱抗邪能力下降，故易得外感病。从其加重时间看，为夏季暑热之际，湿热当令，患者尤易引发或者加重风湿热之类的病。其胸闷、苔中见黄，可视为有热，脉弦为夹风，濡为夹湿，风湿热之邪，聚于上焦，故上焦气滞不通而闷胀。此种推断也许不合实际，也许另有所因。但这并不太重要，重要的是能准确辨证施治就可以了。有的病必须知其因，对因治疗，有的病难知其因，也就只有"观其脉证，知犯何逆，随证施治"了。基于以上认识，本案采用了清宣开泄之法，治中上二焦宣降失常的病证，实乃有的放矢，故一举成功。

九、辛开苦降、消痞散结法治中气虚弱、寒热互结心下顽固性胃胀（胃下垂）案

刘某，51 岁。2013 年 4 月 2 日初诊。

主诉：胃胀 3 年，加重 2 个月。

病史：自幼体弱，食少、消瘦。3 年前因与人不和，家人又不理解，心情郁闷，无处诉说，很容易生气，食后尤著，渐至脘闷胀满，不思饮食。近来增添恶心想吐，更因饮食少而精神不振，疲乏无力，难以入眠，勉强进食则嗳气，大便或溏或泄。经上消化道钡餐透视，提示胃下垂胃窦炎。经多方治疗，迭进中西药物均无显效，有时有点效果，亦不能持久。服补中益气汤，反而加重。

刻诊：胃脘胀满，食后尤甚，时有嗳气，恶心欲吐，口苦。不知饥饿，不欲饮食，肠鸣，便溏消瘦。查体，上腹部按之软，无触痛，墨菲征阴性。肝脾肋下未触及，舌红瘦有细裂纹，脉沉细。

临证分析：患者不知饥饿，不欲饮食，食后尤甚。若不解决食欲问题，百药难施，此时施以开胃消胀方是刻不容缓的。方中含有二陈汤加莱菔子，有化痰浊、和胃降逆之功，乃投胃之所好——胃气宜降也；麦冬、白芍养阴润燥为投胃之所喜——胃喜润恶燥也；厚朴、枳实、木香，疏肝理气和胃；藿香、佩兰、薏苡仁化湿和胃；三棱、莪术、山楂、鸡内金、麦芽消食导滞，以健脾助运。诸药并用，扫除了胃中痰食积滞，并增加其所喜之物，故胃气复，诸病凡遇不欲饮食者，必先用此方。能食，方可议病；不食者，百药难施也。常需识此，勿令误也。

处方：姜藿香 10g，佩兰 10g，姜半夏 10g，陈皮 10g，茯苓 10g，炙甘草 5g，木香 15g，薏苡仁 15g，川厚朴 10g，枳实 10g，三棱 6g，莪术 10g，炒鸡内金 15g，生山楂 30g，麦芽 15g，白芍 10g，麦冬 10g，莱菔子 10g。7 剂。

二诊：舌苔始化，舌上生津，有点饥饿感，原方继服 7 剂。

三诊：胃口开，胀亦稍缓，仍会嗳气、恶心，腹鸣，便溏。

处方：姜半夏10g，黄芩6g，黄连3g，党参20g，炙甘草6g，大枣12枚，干姜5g，厚朴10g，炒白术15g。7剂。

四诊：痞满症状大减，腹鸣、便溏均有好转。上方继服7剂。

五诊：诸症悉除，继予调理脾胃之法，参苓白术散加减，14剂，嘱悦情志，忌生冷，适当运动，不适随诊。以上方加减间服3个月，未复发，体重亦有所增加。

【按语】

1.三诊时用的是半夏泻心汤加减，为什么？仲景告诉我们："但满不痛者，此为痞……宜半夏泻心汤。"半夏化痰、和胃、降逆、消痞，干姜温中暖脾，去除寒气，二药相配，辛开散结除寒；芩连苦寒，清热降逆而和胃，苦降则有泄满之效；参枣草甘温以补脾胃之虚，使中焦气机调畅，升降复常，自能消除痞塞。本方苦降辛开同调，升降培并用，方宗仲景之法，还加了厚朴、炒白术，更增理气消胀之功、健脾止泻之效，故迅速消除了痞满等症。

2.半夏泻心汤是治疗寒热互结于心下之方，其寒，可见肠鸣泄泻，其热表现在哪里呢？心下痞满，又见嗳气、恶心，乃胃气郁滞上逆之象，就是热象。胃为阳腑，胃气宜降，胃降为正常无病，胃气不降反上逆则为热；脾为阴脏，脾气宜升，脾气升为正常无病，脾气不升反降则为寒。胃中有痰湿食滞，脾胃升降受阻，则寒热互结，而成心下痞证。

3.既然是胃下垂，为什么用升提之补中益气汤反而加重了呢？中医讲究辨证施治，有是证用是方，而不是按现代仪器决定治法。胃下垂是透视检查的结果，但患者并没有中气下陷之证，胃下垂与中气下陷，不能划等号。胃下垂虽然也有脾气虚弱的一面，但也有气滞的一面，此患者有情志方面的问题，且见嗳气、恶心等症，并无中气下陷表现，故临床还应以证为主，不可把补中益气作为胃下垂的常规治法。

4. 胃下垂是慢性病，是逐渐形成的，要想速愈是不可能的。病程中可能会没有明显的症状，但从消瘦、乏力等现象可知患者并未痊愈。故治疗要有耐心、有信心，重点在于调理脾胃，改善体质，使其饮食增加，体重渐增，胃下垂的程度可以逐步改善，如果在早期进行治疗，更加有望达到早日痊愈之目的。

十、补益脾胃、敛肝行气合法治胃脘痛，中虚气滞，肝气失敛（慢性胃炎，结肠炎）案

患者丁某，50 岁，女性。2012 年 5 月 19 日初诊。

主诉：脘腹胀满 10 余年。

病史：10 年前，曾饮食失节，工作劳累致脘腹胀满时作，初期症轻，控制饮食可缓，后又因工作、家庭矛盾，致脘腹胀满疼痛异常加重，兼肠鸣便泄，甚则恶心呕吐食不下，在县医院行胃镜检查，示慢性浅表性胃炎。Hp（＋），肝功能（－），血常规（－），结肠镜示慢性结肠炎。B 超示肝胆脾胰肾、输尿管、膀胱、子宫附件均无异常。服抗幽门螺杆菌四联药物半个月，症状改善不著，又看中医多次，先后用过柴胡疏肝饮、香砂六君子汤、痛泻要方、四磨汤加减、逍遥散加减、保和丸、藿香正气散等方药，症状也是时好时坏，往往前两天有效，再服又无效，以后又转诊于淮、宿、宁诸地，仍无大效，痛苦之极。

刻诊：脘腹胀痛 10 年，伴肠鸣、泄泻、纳谷不香、乏力、消瘦，舌质红，苔薄白，脉细弦，腹软，肝脾未触及。

历练抽丝剥茧，启迪悟性思维

临证分析：本案乍看很简单，慢性胃炎和结肠炎有什么难的？实际上，不简单，久治不愈就成了大问题，就成了疑难杂症。很多方法都用过了，还有什么方法可行呢？走老路不行，必须另辟蹊径。

回顾一下病历，患者病了十几年了，症状没有太大变化，仍然是脘腹胀痛、肠鸣泄泻、纳谷不香等症，诊为肝脾不和或肝胃不和有错吗？没有错，那为什么治不好呢？医者应该看到，肝郁和脾虚孰轻孰重呢？初期肯定是肝郁为主，而十几年后呢，肝郁已不重要了，原有的矛盾随着时间推移逐渐淡化了，患者已多少认识到，在人际交往中争上争下、谁是谁非不重要，重要的是保养身体，因而四处求医，还有什么心思去计较那些恩恩怨怨呢？既然这样，肝郁的成分少了，脾虚就成了矛盾的主要方面。

然而，仅仅是脾虚吗？不是。虽然虚证表现并不突出，但是气血阴阳应该都是虚的，患者消瘦、乏力纳差、泄泻肠鸣、舌红苔薄白、脉细都是虚象。人"年四十而阴气自半"，阳气又何尝不是自半呢？生理上自然的变化，加上十年的病理变化，可想而知，气血阴阳应是很虚了，只是脾虚的表现更突出罢了。既然是虚中夹点实，为什么用香砂六君子汤不见效果？这里因为久病气耗，加上久用疏泄之剂，使肝气过度疏泄乃至耗散，气散不收，所以补无效，这种情况常见于久病之人，其证型罕见，治疗上，在补的基础上加用一些酸敛之品应当有效。

处方：红参6g，炒白术15g，山药20g，炒白扁豆30g，炙甘草6g，五味子5g，乌梅10g，白芍15g，木瓜10g，吴茱萸10g，香附15g，枳壳10g，佛手10g，防风10g，陈皮10g。7剂。

二诊：5月27日，患者诉脘腹胀满疼痛均减，肠鸣泄泻好了大半。原方继进7剂。

三诊：6月3日，诉诸症消失。

【按语】

初由饮食失节，情志失畅而致病，症状不著，属于胃痞轻证，类似于心身疾病，如能自己控制饮食和情绪，应当可以不药而愈。

但患者未得到及时有效的心理疏导和正确的饮食指导（或患者未完全接受），乃至病情反反复复。如果心理调顺了，没有了种种不良情绪，做到合理膳食，稍微用点疏肝理气之药，也早该痊愈了。然患者思想疙瘩终未解除，故用药非但无效，反而伤了正气。长期肝郁、失于条达、疏泄失常、气机阻滞，愈演愈烈，故症状加重。长期过度疏泄，终致气散不收，肝气久郁，必伤肝阴，久用疏泄之药，亦能伤阴，加上生理上本有"年四十而阴气自半"之变化，故肝阴日渐耗散、阴虚越来越重，此时肝郁也还有，但已不重要了，加上患者被病痛和时间消磨，也渐有所悟，不再重视人际关系的得失或高低上下、强弱胜负了，仅剩下一心治病的念头，所以治疗上以补益为主，疏理之药只宜稍带一点即可，然而光是补益还不行，因为有气散不收的一面，故加入酸敛之品。边补边散不能得补，不散才能真正得补，这是本方取效的关键因素。方中，红参、白术、山药、白扁豆、炙甘草，补气升阳，其中，白术、炙甘草守而不走、固守中气。乌梅、五味子、木瓜、吴茱萸、白芍，平肝柔肝，酸以敛之，与甘草配伍有酸甘化阴之意。香附、枳壳、佛手，疏肝降气，皆平和之品，不致伤阴。方中还有防风伍白术、陈皮、白芍之痛泻要方，有调和肝脾之功。

历练抽丝剥茧，启迪悟性思维

诸药合用，升降相因，补敛结合，中气得养，元气周流复常，故诸症速愈。

十一、疏肝理气、清肝和胃法治肝胃郁热证（慢性胃痛）案

张某，男，67岁。2021年3月15日初诊。

主诉：胃痛、咳嗽10余年，今日胃痛加剧伴呃逆。

病史：患有慢性胃痛、慢性咳嗽均有十几年，平素不敢吃生冷、辛辣，亦不能受凉，稍不注意即发病。本次因连续探亲访友、饮食失节而诱发，胃痛较前加重，咳痰较频，餐后则呃，重则呕吐酸水，嗳气后胃胀、呃逆可稍舒。

刻诊：胃脘胁肋胀痛，呕酸呃逆，脘腹拒按，喜暖，阵咳，口干，尿黄，大便少、偏干，舌质暗红，苔黄白相兼，脉弦细。

临证分析：治以疏肝和胃，温中散寒，降气祛痰。

处方：柴胡10g，白芷15g，炒白芍15g，延胡索15g，甘草5g，苍术10g，厚朴10g，陈皮10g，焦山楂15g，麦芽15g，鸡内金15g，高良姜10g，香附10g，姜半夏10g，茯苓10g，浙贝母15g，丁香10g，柿蒂10g。7剂。

二诊：3月22日，咳止，呃少，胀痛有减，但吐酸多了，且胃中有烧灼感，尿黄、便秘，舌质暗红，苔黄微腻，脉弦细偏数。痰去气顺，但肝胃不和仍在，肝胃郁热证显，上方去高良姜、浙贝母、甘草、丁香、柿蒂，加黄连5g，吴茱萸1g，海螵蛸20g。予7剂。

三诊：3月29日，胃脘胁肋疼痛大减，呕酸显少，胃灼热亦缓解，大便微溏，脉弦细，标证已缓，宜加强治本。于二诊方中去吴茱萸，黄连改为3g，加太子参15g，丹参10g。予

7 剂。

四诊：4 月 6 日，诸症消失，但其胃痛、咳嗽均系时发时止的久病，不可骤然停药，继续调理脾胃，益气化痰，预防复发。

处方：法半夏 10g，橘红 10g，太子参 15g，白术 10g，茯苓 10g，炙甘草 6g，黄芪 15g，防风 6g，山药 10g，薏苡仁 10g，芡实 10g，莲子 10g，白芍 10g，浙贝母 10g，海螵蛸 10g，香附 10g，延胡索 10g。14 剂。

【按语】

1. 初诊时，根据其胃脘痛连及胁肋、呕酸呃逆、喜暖拒按、脉弦细等脉症，诊为胃脘痛，肝胃不和，胃寒食积，痰浊中阻证。急则治标，治以疏肝和胃，温中散寒，降气祛痰诸法并用。二诊时，疼胀虽有所减轻，但吐酸不止，胃中又加灼热感，尿黄、便秘也来了，舌头还是暗红的，苔黄微腻，脉弦细偏数，所幸也有意外的收获，即初诊把胃痛作为主症，把痰浊只作次症加以兼顾而已，在治肝胃痛的主方中加了一味浙贝母，针对呃逆加了丁香、柿蒂，想不到咳嗽止了，呃也止了。其实也并非意外，方中有许多降胃降肺之药，足以止住这些肺胃逆气的症状。

2. 根据二诊时患者的情况——肝胃郁热的证候明显，肝胃不和依然还存在，在初诊的方中去掉辛温之高良姜，去掉化痰的浙贝母和降气的丁香、柿蒂，加上黄连、吴茱萸、海螵蛸，取其强力泻火、疏肝和胃、制酸止痛之功。

或问吴茱萸乃辛热之品，有何用意呢？吴茱萸虽属辛热，但用量轻，和大量黄连同用，显示不了辛热之性，此处既取其降逆止呕、制酸止痛之效，亦用其制约黄连的寒凉之性，连萸相配，一清一温，苦降辛开，有相反相成之妙。

历练抽丝剥茧，启迪悟性思维

3. 三诊时因方药对证，疗效大增，诸症大减，乃适时去掉吴茱萸，并减黄连为3g，此时邪去正衰，故又加入太子参、丹参，用丹参不仅因为久病必瘀，而且患者有瘀证表现——舌质暗红，即表明血流不畅，其中可能既有气滞血瘀，也有气虚不运的原因。

4. 四诊时，诸症消失，只能说临床治愈，不能称完全治愈。慢性胃痛和慢性咳嗽均十几年，均为久病、时发时止的病，故不能骤然停药，继开调理脾胃、益气化痰之剂巩固疗效，谨防复发。

【按语】

1. 治疗急慢性胃脘痛，止痛是首要，辨证是关键，只有在论证确凿的前提下精准用药，才能有好的疗效。初诊时，止痛心切，辨证不精，所以疗效甚微，二诊时证候较明朗了，用药针对性强了，故效如桴鼓。有时候主症不一定是主诉，有的症状并不是敏感的症状，患者没强调，医者也未在意就不应该了，医生必须具备洞察的能力，要能在不起眼的地方看出底细。本案在初诊时，肝胃郁热的表现实际上是有的，如呕酸、口干、尿黄、大便偏干等，只能怪学艺不精了。

2. 治痛之要，常以理气为主，然需注意的是理气类药大多具有辛散之性，易于耗气、助热伤津，故不可过用、久用或大量使用，必要时勿忘加点健脾养阴之品，如太子参、山药、白芍等。

3. 对于胃痛伴呕吐者，古有"呕家忌甘"之说，故药味不宜甘，食物不宜甜。例外的情况也有，如胃反呕吐证属虚寒肠燥者，仲景授大半夏汤治之。

4. 肝胃郁热证与脾胃湿热证均为常见证候，二者有很多相似之处，如口干口苦，舌红苔黄，尿黄便秘、烦躁等，临床要详加辨别，二者区别的要点是：肝胃郁热者系肝胃同病，多兼肝郁，脾胃湿热者乃脾胃同病，多兼脾湿；前者常有饥、嘈、灼热、胀痛、便秘、脉弦数等表现，后者常表现为痞满、困倦乏力、大便溏臭、脉濡数等。

5.初诊时，胃部拒按喜暖，是不是说明胃寒呢？这要全面地看，如果是胃寒，多会伴有呕吐清水，喜热饮食，脉迟苔白等，本案仅有局部皮肤喜暖，不能成为胃寒诊断的证据，其原因可能是肺气虚弱导致胃部皮肤气血不足。

十二、健脾除湿、疏肝理气、温阳散寒合法治顽固腹痛案

患者黄某，48岁，农民。2013年11月1日初诊。

主诉：腹痛反复发作3年。

病史：患者因5年前发热、胸痛、咯血，诊断为肺结核，经住院治疗略好转出院，出院后未按正规疗程服药，时有发作，被医生严厉批评后，才老老实实，服四联抗结核药物1年半，复查示结核治愈。停药后不久，又出现腹痛，再到医院诊查未发现异常，给予对症治疗，效不持久，腹痛反复发作3年余，不得已转中医治疗。诊前检查血、尿常规均正常，肝肾功能、血液电解质均正常，CT胸片示陈旧性结核，腹部CT未见异常，腰部CT示腰椎间盘突出，胃镜示慢性浅表性胃炎，肠镜示慢性肠炎、肠结核可疑。

刻诊：腹痛隐隐，阵发加重，部位不定，左下腹疼痛较多，有时涉及胸脘、腰背，腹部有时胀，手足凉，全身畏寒喜暖，有时腹痛即欲泄泻，平素大便常不成形。目眶微黑，目胞微肿，舌苔薄白，中后部偏腻，舌下青筋显露，脉濡细弦偏沉。

历练抽丝剥茧，启迪悟性思维

　　全腹平软，到处有压痛，而以脐周及左下为著，无反跳痛，肝脾肋下未触及，墨菲征阴性，肠鸣音正常，心肺听诊无异常。

　　临证分析：腹痛3年，之前有肺结核，由不规则到规则治疗1年余，所用西药均为杀菌、抑菌药组合，相当于"苦寒"类中药，久用苦寒，必损中阳，中阳不振，必生内寒。寒凝气滞，肝木失于疏泄，脾虚易生湿，湿毒滞气，寒凝则痛，气滞则胀，走窜不定，气滞日久，难免血亦瘀滞，阳虚失运亦可致瘀，湿甚成水，肾水则寒，肾阳即虚。故本病貌似简单，实则不简单。不仅腹痛，而且涉及肝脾肾三脏，还有长期的使用苦寒西药历史，故采用综合治理之法，组建四个方面军，联合作战。

　　第一方面军，针对其疼痛反复发作，部位不定，时胀时痛，痛即欲泻，脉弦偏沉，由疏肝理气之品组成，如柴胡、香附、木香、青皮、陈皮、降香等。

　　第二方面军，针对其血瘀而用，这里的瘀不是依气滞则化瘀推想而出，必须找出血瘀之佐证，才能够师出有名，血瘀的佐证有：腹痛位置虽多变，但左下腹常有，是相对固定的；舌下青筋显露亦表示瘀的存在；肠镜发现慢性结肠炎，有结核可疑，也当考虑结肠有瘀血。活血之品，选用当归、川芎、赤芍、延胡索等，养血活血，不伤正气。

　　第三方面军，针对脾阳不振，脾虚不运，寒湿内生，组方为治本主力，因症见隐隐腹痛，腹喜暖，大便稀溏，苔腻脉濡，由党参、炒白术、高良姜、薏苡仁、厚朴、炙甘草、炮姜组成，是通补不是呆补。

　　第四方面军，针对肾阳不足而设，这也不是仅由久病穷必及肾而推出，也必须找到靶点，才能精准用药，师出有名。其肾阳不足的表现有：手足凉，全身畏寒喜暖，目眶微黑，目胞微肿，腰背痛，脉沉细等，药用附片、小茴香。

全方合成如下：柴胡6g，青皮6g，陈皮6g，木香6g，降香6g，当归6g，川芎6g，赤芍6g，延胡索6g，党参10g，炒白术15g，高良姜10g，薏苡仁20g，厚朴10g，附片10g，小茴香15g，炙甘草6g，炮姜3g，香附10g，百合30g，合欢花15g，炒酸枣仁15g。7剂。

二诊：11月8日，诉腹痛大减，已去七八成，效不更方，继服7剂，诸症消失。以后守方微调，续服3个月，未反复，又停药观察半年未发。

【按语】

1.主诉简单，但收集到的症状不少，有历史用药问题，也有湿、寒、肝脾肾等问题，但不管什么问题，归根到底都集中到脾上，故脾虚失运是病的关键问题，正如李东垣所言："内伤脾胃，百病由生。"在组方时，以温运脾阳、去寒除湿为主，佐以疏肝、活血、温肾诸法，每一治法都不是主观臆断，必须找到确凿证据，从而保证师出有名。

2.本方除了上述四方面军，还着重加了三味养心安神之药——百合、合欢花、酸枣仁，理由有三：一是由"诸痛痒疮，皆属于心"的病机决定；二是舌下青筋显露，表示脉络有瘀，而心为血脉之主；三是大兵团作战，必须有强而有力的指挥系统，才能保证相互协作而各尽其所能。

3.或问：腹痛是否由腰椎间盘突出引起？肠结核是否要进一步检查排除？我认为都不必要，我们只要辨证准确，依辨施治就完全可以了。中医看病，仪器的判断仅供参考，不要被仪器左右。

历练抽丝剥茧，启迪悟性思维

十三、疏肝健脾除湿法治顽固痛泻案

患者陈某，50岁，工人。2012年6月4日初诊。

主诉：泄泻腹痛反复发作10余年，再发15天。

病史：患者10年前因嗜食冷饮、饮食失节而致泄泻，治愈后没忌口，每隔10天半个月，多则月余，泄泻又作，并逐渐加剧，除泄泻外，还伴有少腹疼痛，肠鸣辘辘，曾至县医院多次检查，未见明显异常，肠镜未见器质性病变，大便常规检查及培养结果均为阴性，诊断为肠易激综合征。屡用中西药治疗，均无明显效果，或者显效一时，移时又作，终未控制频发。本次发病较重，大便日行4～5次，量少而细，有时呈水样，伴有脐周隐痛，肠鸣，三餐后不到半小时即有便意，能排出少量稀便，便后仍有轻微腹痛。精神疲乏，无法坚持上班和正常生活，乃来诊。无烟酒嗜好，无肝炎、结核、溃疡等病史，否认呕血、黑便史。

刻诊：久泻伴腹部隐痛、肠鸣，面色无华，神萎倦怠，舌体偏瘦，舌淡，苔白微腻，手足欠温，脉濡细弦。

心率80次/分，律齐，无杂音，两肺呼吸音清晰，无哮鸣音，肝脾未能触及，全腹软，脐周及少腹有轻度压痛，无反跳痛，肠鸣音亢进，大便常规无异常，肠镜拒查。

据不完全病历记载，除西药外，先后用过痛泻要方、参苓白术散、保和丸、木香顺气丸、实脾饮、胃苏颗粒、柴胡疏肝散、五苓散加减，效果均不明显，有时只有短暂疗效，停药不久即发。前几年责之未忌口，后来几年患者严格忌口，仍然不能控制频发。

处方：柴胡6g，炒白芍10g，枳实10g，炙甘草6g，香附

10g，陈皮 10g，紫苏梗 10g，炒白术 10g，山药 10g，茯苓 10g，炒薏苡仁 10g，焦山楂 10g，党参 10g，麦芽 10g，白扁豆 10g，黄连 2g，藿香 10g，防风 10g，蝉蜕 6g，木瓜 10g，乌梅 10g。共 7 剂。

二诊：6 月 12 日，效果显著，诸症减大半，上方继用 7 剂。

三诊：6 月 18 日，诸症全消。继予香砂六君子汤 2 周后停药，半年无复发。

【按语】

病由饮食失节，损伤脾胃，没有忌口引起，反复发作，中土渐虚，木必乘之，则中土更虚，脾虚肝旺，愈演愈烈，治宜健脾抑肝。前面用了痛泻要方、参苓白术散诸药加减，理当有效才是，为什么只有一时之效，且屡治屡发，没有长治久安。为什么用上后方有桴鼓之效呢？

1.病属久泻，伴有腹痛，泻多属脾虚，痛常为肝郁。本案的主要病机是脾虚肝郁，脾虚是本，肝郁为标，治宜健脾抑肝，方选痛泻要方、参苓白术散、柴胡疏肝散等加减化裁，按说是不错的，但其结果不让人满意，仅获得短期的效果，屡治屡发，不能长治久安。所以在健脾抑肝的原则下，还应有所讲究，必须有一个准确的判断，究竟是先扶正补虚，还是先祛邪抑肝，还是二者同时兼顾？若单纯补虚，恐有助邪恋邪之弊；若单纯祛邪，又怕有伤正之虞。而且若分两步，必然拉长病程，所以扶正祛邪同时并举的治法比较好。然而，不是任何情况下都可以同时并举的。如果邪气太盛，太急的话，不迅速祛邪，则无以扶正，患者受不了大补之品，正气必然进一步受挫，此时必须以祛邪为主。反过来，如果正气太虚的话，不扶正则无以祛邪。须知祛邪是借助外力，依靠正气才能起作用的。试想一个人已经吃不下饭，走不动路了，你给他粮食武器还有用吗？粮食或武器不仅无益，反而加重负担，有可能把仅存的一点正气也压垮了。故单纯的先祛邪或先扶正，都是有条件、有时机的。在适当的时机用上适当的方法，才能取得预期的效果。本案患者虽然病程很长，但正气尚可，未至吃不下，走不动的境地，未见行、气、神不支的表现，而邪气也不甚急，所以可以扶正祛邪并举，无需分步施治。

　　扶正，我们用了四君子汤加山药、薏苡仁、白扁豆、麦芽，皆是药食两用之品，皆为平和之药，补而不峻，亦不滞。祛邪，我们用痛泻要方、四逆散加香附、陈皮疏肝理气，和中祛邪而不伤正，为什么还要加上香附、陈皮、紫苏梗呢？我是这样想的，四逆散可以疏肝解郁，但行气力量不足，另加三味加强祛邪之力，意欲消除病邪，而不是遏制病邪，好比是针对外来之敌，我们不仅要把他打败，而且要把他打翻在地，再踏上一只脚，让他永世不得翻身，让他没有死灰复燃的机会。我们在祛邪的同时，已经有了扶正的措施，祛邪没有后顾之忧。

　　2. 四逆散的应用还有另一层意思，四逆散出自《伤寒论》第318条，云："少阴病，四逆，其人或咳，或悸，或小便不利，或腹中痛，或泄利下重者，四逆散主之。"很显然，该方主治少阴病。四逆散并非为肝郁脾虚而设，本是治疗少阴阳气郁遏，不能达于四肢的少阴阳郁致厥之证的，本案中用了四逆散，是否本案有少阴阳郁之证？这是必须弄清楚的，我们用任何方药都要有所着落，证要确认，药要落到实处，要有的放矢，如果认不清，则药无着落，所用方药与本案无关，还有什么意义呢？患者主诉中并无手足冰冷说法，但我在为其诊脉时发现其手腕、手掌均凉，追问之，患者才告知，一年四季手脚冰冷，总认为自己是个凉骨头，从没有把手足冰冷当作疾病看待。分析其手足凉既不像阴盛阳虚的寒厥之逆，也不像阳热内郁的热厥之证。寒厥除手足厥逆外，还应伴有下利清谷，但欲寐，脉微细等特征。其他如痰厥、气厥、血厥、食厥均无佐证。故用四逆散舒畅气机，透达郁阳，使郁阳得伸而四逆可除。

3. 本案治法还有一个特点，就是用风药除湿气，为什么有湿？脾虚运化失职，必然生湿，加上长夏季节是湿邪为主的季节，外界湿胜易伤人体，虽然脾喜燥恶湿，但湿性趋土，脾土虚弱的时候，运化无力，内外湿困，脾土会更虚，湿邪越来越难除，这是屡治屡发的原因所在。《内经》曰："风胜湿。"本案取得良好疗效，也正是由于有效的除湿。不仅要健脾除湿，而且要借助风药除湿，其中的道理不难想象——春天风大的时候，即使没有阳光，潮湿的衣物也容易风干，李中梓曾有言"地上淖泽，风之即干"，也就是这个意思，所以我们在方中用了防风、蝉蜕、木瓜、乌梅等风药，风药善行，无处不到，故可把体内湿气祛除干净，风药不仅助脾除湿，利用其流动之性还可畅通气机，增强消化道的动力，调整肠道的蠕动功能。当然方中藿香芳香化湿的作用也不可忽视。据现代研究，防风、蝉蜕均有一定的抗过敏作用，对本案患者的疗效也有促进作用。

4. 本方中用黄连的意义何在？黄连本性苦寒。寒可清热，苦能燥湿。但苦寒之药很容易伐胃伤脾，用任何药都必须做到证要确认，药有着落才是。本案中有热有湿吗？湿的存在毋庸置疑，上文已明。那么热呢？未见明显热象，但湿蕴日久，定会生热，六月天，暑湿当令，气候炎热，外界湿热易伤人体。然而这些都是推测，是不可贸然清热的，最终我们选用少量黄连，不但不起清热作用，而且还有苦味健胃作用，还有燥湿健脾作用，因为黄连是有双向调节作用的，少量用有涩肠止泻之功，多用则清热解毒，损伤中气，中药的不传之秘在于量也。

5.久泻伤阴一说适用于本案吗？久泻很有可能伤阴，但是否真的伤阴，还须找出证据，中医有时就像破案一样，必须重证据，逻辑推理再严密也不能断案的，本案中有阴虚表现吗？——"人过四十，则阴气自半"，这仅是理论上的证据，其舌体偏瘦才是阴虚的铁证。本方未特别添加补阴之品，其中的白芍、甘草、乌梅，有酸甘滋阴之效，已足够了，过于补阴则有伤阳之虞。

十四、养阴清热、行气活血法治老年便秘案

患者夏某，90岁。2020年11月23日初诊。

主诉：便秘月余伴口干。

病史：大便秘结多年，加重月余，伴有口干，下肢轻度水肿，咽干。有冠心病史、肾功能不全病史、腰部外伤手术史，慢性咽喉炎、扁桃体炎等。

刻诊：长期便秘，费时难解，近1个月明显加重，数日不行，必须用开塞露才能排出羊粪样便。形体消瘦，面色萎黄，精神倦怠，偶有心悸气短，腰膝酸软或疼痛不安，口干，纳谷不香。多处关节疼痛，行走不稳，多梦少眠，手足欠温，尿黄赤短少，盗汗或自汗，舌暗红乏津，苔薄黄，脉细弱。

处方：生地黄20g，玄参20g，麦冬20g，知母10g，桃仁15g，当归15g，牡丹皮10g，白芍10g，生石膏15g（先煎），大黄10g（后下），厚朴10g，枳实10g，槟榔10g。7剂。

二诊：11月29日，药后大便畅通，一日1～2行，咽喉不利。左侧扁桃体明显肿大，有痰难咯，晨起前口干口苦。

上方去石膏、大黄，加火麻仁15g，甘草6g，桔梗6g，泽漆10g，荔枝草10g。14剂。

三诊：12月13日，大便基本正常，每日一行，左扁桃体明显缩小，腰腿酸软无力，懒言，阴虚之本仍不放弃，舌质暗红，苔薄白，脉细弱，此为邪退正衰，肝肾不足，气阴两虚。

上方去火麻仁，加太子参15g，黄芪15g，杜仲15g，续断15g。14剂。

四诊：12月27日，大便正常，咽喉舒适，扁桃体不肿大，口干。

治宜平补阴阳，益气养血，补脾益肾，调理善后。

法半夏6g，橘红6g，党参10g，白术10g，茯苓15g，炙甘草6g，麦冬20g，制首乌10g，当归5g，黄芪20g，防风5g，灵芝5g，黄精10g，枸杞子10g，山药10g，薏苡仁10g，芡实10g，莲子10g。14剂。

【按语】

1. 患者年高体弱，一诊时，症状颇多，病情较复杂，在这种情况下，抓住主症是最重要的。主症是能够影响全局的症状，只要主症问题解决了，次症也就迎刃而解了。本案的主症是什么呢？就是主诉（有时主诉并不一定是主症），接下来就要围绕主症，加以辨证。便秘是有虚有实的，虚秘有阴阳气血之分，即阴虚秘、阳虚秘、气虚秘、血虚秘，而实秘则有热秘和器质性便秘两类。如果患者呈现一派虚象，也无器质性秘的体征或病史，那么是哪一种虚呢？应当是气血阴阳都有。如形体消瘦，就是阴虚，口干、盗汗自汗，也可能是阴虚；精神倦怠、气短是阳虚或气虚表现，手足欠温也可能是阳虚；面色萎黄当是血虚，心悸、多梦少眠也可能是血虚。气血阴阳四者之间，谁是主要的呢？患者 90 高寿，根据形体消瘦，舌暗红乏津，脉细弱等表现，我们认定阴虚为主，兼有血瘀，所以拟定滋阴清热、行气活血之法，用生地黄、麦冬、玄参滋补阴液，用石膏、知母清热生津，用厚朴、枳实、槟榔行气化瘀，用桃仁、当归、牡丹皮、白芍活血化瘀，用大黄通腑泄热，亦可行瘀，诸药合用，使阴生阳长，气行血活，故获显效。

2. 二诊时，不仅主症消失了，很多次症也随之而解了。然而，较重的次症不随主症同减，反而上升为新的主症了，那就是咽喉不利，左侧扁桃体肿大明显了，咽中有痰，口苦口干，在这种情势下，是否转治咽喉炎呢？当然要治，但也不能只管咽喉而忘了治本，忘了病因，其实任何时候，做任何事情，都不能忘本、忘因。所以在二诊时，我们去掉了辛寒清热的石膏，把攻下的大黄及时撤换成润下的火麻仁；又针对咽喉病，加用了桔梗、甘草、泽漆、荔枝草四味药。前两味桔梗和甘草，源自仲景之方，是专为咽喉而设，毋庸置疑；后两味需要点拨一下。泽漆味辛苦，性微寒，有毒，功擅行水消肿、消痰散结、杀虫止痒，主治水气肿满，痰饮喘咳、瘰疬等证。泽漆又叫猫眼草、五朵云，在本地被称为五点草，人们大多取其毒性用于粪池灭蛆，畏其有毒而惧于内服，实际上泽漆的毒性在于生用有毒，经过蒸煮就无毒了，有很多病例可以证明，可惜未作统计学处理。有的人就靠喝它，竟把多年的肺病治好了；也有肝硬化腹水、肾炎腹水患者，在诸药少效情况下，死马当作活马医，后来竟然也被泽漆治好了。它属于大戟科的植物，有大戟样功效，却无大戟样毒副作用，其治咽炎肿痛、痰饮喘咳也是功不可没，是一味值得研究和挖掘的药物。荔枝草又称雪见草、癞蛤蟆草，我们当地称其为癞猴棵子，味苦辛，性凉，有清热解毒、利水消肿、凉血止血之功。荔枝草主治咽喉肿痛，肾炎水肿，小便不利，咯血，尿血，痔血，崩漏，白浊及痈肿疮疡，湿疹瘙痒，蛇虫咬伤等，在我们当地被认为是一种治疗急慢性咽喉炎、咽喉肿痛的特效药，作为单验方，很多农村中老年人都知道，而且自采自用过，验之有效。

3. 三诊时大便已基本正常，左扁桃体明显缩小，腰酸腿软，疲乏无力，少气懒言，舌暗红，苔薄白，脉细弱。此乃邪去正衰之象，法随证转，方从法变，但仍不能忘了病因病本，故仍用原方，去掉润肠通便的火麻仁，加入益气的太子参、黄芪，滋补肝肾的杜仲、续断。

4. 四诊时，诸症均缓，包括腰膝酸软，多处关节疼痛。虽然还会有点感觉，但不宜作为主症据此施方用药，可以通过后期扶正而祛邪。正气仍不足，但只宜平补阴阳，增加免疫功能，故予益气养血、补脾益肾方法，调理先后天，以防复发。

小结：从本案的诊疗过程看，初诊时症情复杂，辨证有太多选择，必须抓住主症，围绕主症进行辨证施治，有时次症可以不药而愈。二诊时，原来的主症缓解了，大部分次症随之消失了，但有较重的次症又上升成了主症，这时治疗再着眼于新的主症时，不能忘本忘因，而应在原有的方子上略加调整。在滋阴清热、行血活血的基础上，加入清热解毒、开咽利喉之药就可以了。三诊时，咽喉也好了，辨证变为气阴两虚，肝肾不足证。治法虽然有新改变，但仍不忘本，仍以原方加减治之。四诊时，进入愈后防复阶段，此时不宜过用滋腻，只宜平补阴阳，调养先后天之本，且用量不宜过大，缓图为要。这个过程可以归纳为三句话：治疗初，抓主症，疗程中，不忘本，防复发，缓补先后天。

历练抽丝剥茧，启迪悟性思维

十五、培土抑木、佐金平木、肝脾肺三脏同调治疗肝脾不和、木火刑金（慢性泄泻、咳嗽）案

田某，55岁，男。2012年10月4日初诊。

主诉：慢性腹泻10余年，咳嗽1周。

病史：患者于10年前患腹泻，有时伴腹痛或胀，因程度轻，工作忙，未重视，亦未治，拖至3年后症状开始加重，腹痛、腹泻频作且伴恶心呕吐，经胃肠镜检查示浅表性胃炎伴胆汁反流糜烂，结肠炎。西医给予甲硝唑，左氧氟沙星，蒙脱石散等药治疗，症情稍有好转，仍有腹痛肠鸣，大便溏薄，日均2～3次，患者很郁闷，进而烦躁易怒，咳嗽咯痰，不得已转来中医诊治。

刻诊：患者久泻不止，情绪急躁，不断吸烟，咳嗽咯痰，黄白相兼，肠鸣腹痛，胀泻无常，苔白厚腻，脉细濡弦。

处方：桑叶15g，牡丹皮10g，北沙参10g，百合15g，白芍15g，防风10g，炒白术10g，陈皮10g，山药15g，白及6g，炒鸡内金15g，焦山楂30g。7剂。

二诊：10月11日，痛泻有减，继服21剂。

三诊：11月2日，咳嗽未止，多为黄痰，大便1～2次，溏薄，腹痛隐隐。在方中加入瓜蒌皮、浙贝母各10g，杏仁10g，炒薏苡仁30g。14剂。

四诊：11月16日，咳嗽咯痰渐止，大便逐渐成形，腹痛减轻，渐止，舌苔薄白，脉弦细，予三诊方继服1个月，巩固疗效。

【按语】

1.初诊时，患者烦躁易怒，不住吸烟，咳嗽不止，肠鸣腹

痛，腹胀泄泻，反反复复，用药少效，舌苔厚腻，脉细濡弦，此乃肝郁化火，乘脾侮肺之象，故用肝脾肺三脏同调之法。取桑叶清肝胆气分，并轻宣肺气，用牡丹皮清热凉血散瘀，清肝胆血分热，两药合用，共清肝胆郁热，郁热清则金不受侮，肝胆郁热除则无乘脾之害，有望脾能健运也。方中桑叶与牡丹皮合用之法，乃叶天士心法，叶氏在其《临证指南医案》咳嗽篇里多有应用，后世更有较多运用和发挥。另加北沙参和百合补肺润肺，有佐金平木之意。再加痛泻要方疏肝健脾，有利于肝脾协调，脾健有利于生金。痛泻要方中的白芍平肝降胆，陈皮降肺胃之气，白术健脾升清，防风祛肠胃之风，白及保护胃黏膜，鸡内金、山楂、山药健脾助运，祛瘀滞，诸药合用，肝脾肺三脏同调，方证合拍，切中病机，故有显效。

2. 本案既有成功的一面，也有失误之处。就诊时，已知其咳嗽 1 周，是急性的，急则治其标，理应先治其咳嗽才是，却忽略了这一点。三诊时，痰浊较著，脾虚还在，故加入善祛痰热的瓜蒌皮、浙贝母、杏仁，和燥湿健脾的炒薏苡仁，如矢中的，再获显效。

十六、温肾化浊法治胆囊切除后脾肾阳虚、湿寒内蕴（霉菌性结肠炎）案

患者吴某，女，51 岁。2013 年 1 月 20 日初诊。

主诉：大便稀溏 2 年。

病史：2 年前因患胆结石屡屡发生此症状，经手术切除了胆囊，手术前后，都用过广谱抗生素，用药期间，大便正常，一旦停药，大便即稀。初以为胆切除后，大便都会溏泄，未重视，但 1 个月后仍未改善，到医院去看诊，医生还是建议用抗生素，

先后换过多种，诸如诺氟沙星、环丙沙星、氧氟沙星、大蒜素、阿奇霉素、氨苄青霉素等，均无疗效。改用或配用中成药，如附子理中丸、参苓白术丸、藿香正气丸、蒙脱石散等均无显效，甚至有加重迹象，溏泄反复出现，日达 3～5 次，伴腹胀腹痛，肠鸣辘辘，无奈之下前来就诊。

刻诊：脘腹胀痛，肠鸣泄泻，日 3～5 次，反复发作已 2 年，面色萎黄，精神倦怠，畏寒，舌淡苔薄白，脉细弦。

临证分析：腹痛，脉弦，此为肝气郁结之象，肠鸣泄泻为脾虚之象。结合病史，既往有胆石症、胆囊炎，且患者常发作，长此以往，患者正气可能早已虚弱，加上手术创伤，正气势必更虚，屡用抗生素亦为伤正之品，患者的正气越来越弱，故出现气血两虚，面色萎黄，精神倦怠之象，拟定治则为补脾健运、疏理肝气。

处方：参苓白术散合柴胡疏肝散加减。党参 15g，黄芪 15g，炒白术 15g，山药 15g，茯苓 15g，炙甘草 6g，炒薏苡仁 20g，鸡内金 15g，炒麦芽 15g，柴胡 10g，川芎 10g，香附 10g，木香 10g，陈皮 10g，炮姜 5g。10 剂。

二诊：1 月 30 日，大便次数略减，仍溏泄，腹胀腹痛如前，上方加厚朴 10g，莱菔子 20g，炒石榴皮 10g。10 剂。

三诊：2 月 10 日，腹痛加剧，泄泻亦增多了，思忖良久，方证相符，为啥不见效呢？再行大便常规检查，加培养，结果发现大便有霉菌生长，心中豁然开朗，这不就是霉菌性结肠炎吗？应该是长期大量使用广谱抗生素的结果。考虑霉菌多喜欢潮湿的环境，如果环境干燥，霉菌是难以生长的，故选方用药，不能只顾健脾益气了，也不应固肠补肾了，更不应再用抗生素了。乃拟温肾化浊法，温补脾肾，升阳除湿，改变霉菌生长环境，拟附子理中汤加味治之。

处方：附子 10g，炒党参 20g，炒白术 15g，炮姜 10g，肉桂 6g，炒山药 15g，炒白芍 15g，炙甘草 6g，炒麦芽 15g，益智仁 10g，升麻 10g，炒薏苡仁 30g。

四诊：2 月 17 日，上方服 2 剂后，大便次数减到 1 ～ 2 次 / 天，腹痛明显减轻，7 剂服完，大便已成形，腹不痛。

五诊：2 月 24 日，上方续服 14 剂，诸症皆愈，胃纳转佳，大便霉菌检查及培养均为阴性，随访 2 个月，下利腹痛未发，体力渐复。

【按语】

1 . 疾病久治无效，一定要仔细考虑，寻找原因，不要被原来的诊断治疗思路框住，不光要从患者角度考虑，更要从医生角度考虑，要大胆怀疑自己，战胜自己，切不可执迷不悟，总是自以为是，要及时停下，再次复查，直到找到案情症结所在，及时改变方案。

2 . 除大量吞食霉变食物外，霉菌的产生大多是因为长期使用广谱抗生素，有益菌被消灭或抑制，有害的致病菌得以疯长，肠内菌群失调，故使疾病加重或缠绵难愈。

3. 温阳化浊法为何能治霉菌性结肠炎？乃从大自然学得，试想响亮晴天，阳光明媚，环境不潮湿，霉菌会生长吗？不会的，霉菌只生长在潮湿环境。故用温阳化浊药以改善肠道内环境。方中理中汤温中祛寒，附子肉桂温补肾阳，益智仁温暖脾胃，涩肠止泻，升麻升阳益气，又可解毒，配薏苡仁去湿毒，麦芽有生发之气，助脾升清，兼消食积，白芍酸苦微寒配山药、甘草酸甘养阴，可防热药伤阴，亦有阴生阳长之意，诸药合用，既温阳化湿，又健脾除湿，丽日高照，阴霾自散，湿气一除，则霉菌失去滋生环境，霍然病愈。

十七、化湿运脾温肾法治胆囊癌术后久利，寒湿蕴脾，脾肾阳虚案

患者吴某，男，70 岁。2011 年 7 月 21 日初诊。

主诉：腹泻 3 年余，加重 1 周。

病史：2007 年底胆囊癌术后，化疗后，纳谷不香，大便溏稀每日 2～4 次，体力渐衰，日渐消瘦，长期在家休养，用过多种中西药物，久治不效。近一周因感寒，症状突然加重，日泻 4～6 次，多为稀水样，一点食欲也没有，吃任何东西，吃后即泻，痛苦不堪，但拒绝住院，在门诊行腹部 CT 检查，未发现转移病灶，血检仅见轻中度贫血，粪检提示水样便，伴未消化物，未见红白细胞，培养无致病菌生长，胃肠镜未做（拒）。

刻诊：形体瘦弱，面色晦暗，精神萎软，腹壁凹下如舟，未触及包块，亦无压痛，舌质淡白，舌苔厚腻偏黄，脉沉细，大便稀溏，近一周泻下水样便，4～6 次 / 日，粪检水样，无红白细胞，培养阴性，腹部 CT 平扫无转移灶。

临证分析：患者大便稀溏，近 1 周又因感受寒邪，致加重泻下水样，此为寒湿困脾，脾虚不运。湿邪蕴中，郁久有化热之势，故见苔黄，然而未成湿热，综合四诊资料——泻水样便，苔厚腻，脉沉细等，诊为寒湿困脾。再看患者正气，显然是虚弱的，但也未至大虚。当前正虚邪实，常规治疗应扶正祛邪并用，然标证较急，正虚尚缓，故先予以治标之法还是可行的。若单纯扶正，必更增湿气，而祛湿邪之法，并非单纯汗吐下之峻攻之法，还须佐以健脾之药。

处方：苍术 10g，厚朴 10g，陈皮 10g，炙甘草 5g，藿香

10g，佩兰 10g，豆蔻 5g，炒薏苡仁 30g，炒白术 15g，炮姜 6g，党参 10g。7 剂。

二诊：7 月 28 日，上方服后，大便次数日渐减少，服至第 6 剂时，大便每日 1～2 次，为溏便，有时成形。苔变为薄白腻苔，不黄也不厚。上方去藿佩平胃散，加怀山药 30g，补骨脂 10g，煨诃子 15g，益智仁 15g，茯苓 15g。7 剂。

三诊：8 月 4 日，大便每日 1～2 次，基本成形，纳谷稍增，精神渐好，上方继服 14 剂。

四诊：8 月 18 日，大便每日 1 次，成形，无明显不适。

【按语】

本案的治疗分为 2 段，初诊时，正虚邪实，标证较急，故以祛邪为主，佐以健脾扶正之法。

二诊时，标实已除，湿寒邪大势已去，呈现一派虚象，此虚是阴虚还是阳虚，是值得思考的。从仅有的脉症看，长期泄泻，形体消瘦，倦怠无神，精神萎软，舌质淡，苔腻，脉细，腹成舟状凹下，似是阴虚证，又像阳虚证，实则阴阳两虚，久泻伤阴，阴损及阳是不可避免的。

在这种情况下，补阴还是补阳呢？我们认为，久泻伤阴，亦能伤阳，阴阳是互根的，但"阳生阴长，阳杀阴藏"，阴总是随着阳而变化，阳是主导的。像本例患者，若单纯养阴，没有阳气的主导作用，则阴不但不为人体所用，反而会助湿伤阳，加重病情，所以我们采用了补阳的方法。

初诊方去藿佩平胃散，保留理中汤温中运脾，又加茯苓、薏苡仁、豆蔻，皆渗湿化湿之品，利于运脾，补骨脂、煨诃子、益智仁三味，温肾固肠而止泻，怀山药养阴，脾肾同治，而很快泻止，阴不再伤，且获阳生阴长之效，故病情较快得到改善，久治不愈的慢性泄泻渐得控制。

十八、调中开胃，清热化湿，疏肝理气三步走，治疗胃痞（萎缩性胃炎伴胆汁反流）案

　　患者吕某，女，50岁，干部。2010年7月30日初诊。

　　主诉：胃脘胀痛不时发作6～7年，再发2个月。

　　病史：6～7年前情志不遂，经常出现胃脘胀满疼痛，3年前，大便屡溏薄，伴脘腹隐痛。近2个月，胃脘胀痛频作，嗳气则舒，但时常嗳气不出，则恶心欲吐。有时能吐出苦涎，伴咽干，口苦，不欲饮，不知饥，大便尚可。

　　刻诊：面色乏华，舌质淡红，苔黄腻，脉弦濡，胃脘部有压痛。胃镜检查提示中度萎缩性胃炎伴有胆汁反流，超声（－）。

　　临证分析：据上述资料，诊为胃脘痛，肝胃气滞，湿热中阻证。

　　患者胃脘胀痛日久（6～7年），胃气上逆，3年前有过大便溏，说明当时肝病传脾，现在好转。用药宜兼顾实脾，防止脾病复发。当前正值7月下旬，暑湿明显，湿热交蒸，故湿热困中是常见病证，需要及时针对性处理，以清热化湿为治则。但此时患者胃气大伤，不思饮，不知饥，故以调理脾胃，恢复胃气，使其能食为首要任务。

　　处方：半夏10g，陈皮10g，茯苓10g，甘草5g，木香5g，薏苡仁15g，厚朴10g，枳实10g，三棱10g，莪术10g，藿香10g，佩兰10g，鸡内金10g，焦山楂10g，白芍10g，麦冬10g。7剂。

　　二诊：服上方7天后，舌苔变薄，胃气已复，知饥思食，湿热证显，乃遵薛生白"辛泄佐清热"之法，予清热化湿

剂——甘露消毒丹加减。

处方：滑石粉30g（包煎），甘草5g，苍术10g，石菖蒲10g，茵陈20g，薄荷10g（后下），藿香10g，连翘10g，木通6g，豆蔻6g（后下），黄芩10g，厚朴10g，茯苓15g，佛手10g，谷芽15g，麦芽15g，车前子15g，炒栀子6g。7剂。

三诊：上方服后，热去湿减，口不甚苦，嗳气少，腹胀轻，舌苔不黄腻，胃脘仍有压痛，此乃肝胃不和之象。上方加疏肝理气之柴胡10g，白芍15g，香附15g，薄荷10g，以及去清热的连翘、黄芩、炒栀子。继服7剂。

四诊：上方服完，诸症消失，予加味六君子汤以调理脾胃，嘱注意饮食调护。

处方：香附10g，砂仁3g（后下），姜半夏6g，陈皮6g，党参10g，白术10g，茯苓10g，甘草5g，山药10g，薏苡仁10g，炒白扁豆15g，鸡内金10g，麦芽15g。

尔后，以此方服2个月，停药半年无复发。复查胃镜示慢性浅表性胃炎，无胆汁反流。

【按语】

本例治疗过程中有3个特点。

其一，初诊时，不受某些数据左右，也未受西医病名的牵制，只是抓住保胃气这个关键。抓住不欲饮、不知饥的证候特点，采用了降胃气，除湿浊，助脾健运，润养（阴）滋燥诸法，使其胃气和，升降复常。此为不可挪移之法。不把胃口打开，一切措施都是徒劳，正如李中梓所说："胃气犹兵家之饷道也，饷道一绝，万众立散，胃气一败，百药难施。"多么形象的比喻！

其二，长期胃脘胀痛，情志不遂可诱发肝胃气滞诸症。患者发病近 2 个月，正值炎夏季节，湿土司令，湿热之邪侵犯人体，故诱发气滞加重。气滞在先为本病，湿热在后为标病，故应先治湿热，在胃气来复后，及时予以清热化湿之剂，药证相符，故迅速取效。

其三，在热去湿少的情况下，及时加入疏肝和胃之品并去掉清热之苦寒药物，防止苦寒伐胃，亦是治未病，保胃气；在诸症消失后，不立即停药，继续调理脾胃升降，巩固疗效，防止复发，还是体现了治未病思想。本案，疏肝之法只能放在最后，如第一步疏肝，必不易吸收，如第二步疏肝，脾也难以输送到位。

十九、养阴理气法治胃脘痛阴虚气滞证（萎缩性胃炎伴肠上皮化生）案

王某，女，50 岁，工人。2010 年 5 月 7 日初诊。

主诉：胃脘痛 1 年余。

病史：1 年前，胃脘胀满隐痛，较轻未重视，1 年后症状逐渐加重，餐后尤甚。乃四处求医治疗，服用多种中西药物，疗效均不满意，偶尔有效，停药复发，乃去省城大医院查治。经省中医院行胃镜检查和活体组织病理学检查，诊为中度萎缩性胃炎伴肠上皮化生，患者考虑往来省城不易，挂号亦难，乃来我门诊处诊治。

刻诊：形体消瘦，疲乏无力，舌质红，苔薄白。上腹部隐痛，有灼热感，口干但欲漱水，食少，大便偏干，脉细弱。诊断为胃脘痛，阴虚气滞证。

治法：滋养胃阴，清热散结，行气化瘀。

处方：麦冬 15g，北沙参 15g，石斛 10g，白芍 10g，乌梅

10g，甘草 5g，白花蛇舌草 14g，石见穿 15g，半枝莲 15g，生薏苡仁 30g，炒枳壳 10g，佛手 10g，鳖甲 15g，丹参 15g，鸡内金 15g。10 剂。

二诊：5 月 17 日，诉服上药后，胃脘胀痛有所减轻，胀痛间隔时间延长，大便已不干结，有时便溏。仍有口干，胃部灼热感，舌脉同前。治宗原法，原方加炒白术 15g。10 剂。

三诊：5 月 27 日，诉口干减轻，灼热感不明显，不欲漱水，偶有轻微胀痛，纳谷正常，大便亦通畅，乃遵上方，随症加减，继服半年，胃镜复查报告为慢性浅表性胃炎。以后坚持用生薏苡仁代茶饮，至今无复发。

【按语】

1.《灵枢·胀论》曰："胃胀者，腹满，胃脘痛。"本病病位在胃脘，有胀痛感，故诊为胃脘痛。《阴阳应象大论》曰："人年四十而阴气自半。"患者工作操劳，胃阴早已不足，胃失濡润，气机不利，出现胀痛不适 1 年，未予重视，难免症状加剧，气机阻滞，不通则痛，故诊为阴虚气滞证。阴虚则生内热，故有灼热感、口干、但欲漱水、不欲饮水，既有内热伤津的一面，又有气滞血瘀、津不上承的一面，脾虚不能为胃行其津液，故大便干结。

方中麦冬、北沙参、石斛为主，甘凉生津，滋养胃阴，白芍、乌梅、甘草酸甘化阴以助之，枳壳、佛手理气不伤阴，鸡内金消积化食，健脾助消化，白花蛇舌草、石见穿、半枝莲，清热解毒，有抗癌之功效，丹参活血化瘀，鳖甲软坚散结，薏苡仁散结消癥，对肠化生、异型增生、息肉、肿瘤、病毒感染均有良效。诸药合用，胃阴得养，内热除，积滞消，气行结散，故见效甚速。二诊时，又加入炒白术，健脾益气，且防止阴柔之药助湿碍运，使得正气升降相协，脾胃相得益彰，故疗效持久而稳固。

2.萎缩性胃炎伴肠上皮化生，被世界卫生组织列为癌前病变之一。诊疗虽难，但只要辨证精当，用药准确，同样可以获得良好效果。关键在于：首先必须抓住阴虚这个本，其次要处理好胀痛、灼热、积滞等标症，还要注意辨证和辨病相结合。本案中使用了滋养胃阴、清热解毒、理气散结、行气化瘀、软坚散结、扶正祛邪、辨证与辨病相结合法，诸法并用，始终以养阴存津液为主，总不离治本之道，患者又能坚持用药，故而难病不难，终愈。

二十、健脾养阴、行气化瘀，诸法并用治顽固腹胀，中虚气滞血瘀证（慢性萎缩性胃炎并慢性结肠炎）案

石某，40岁。2011年4月7日初诊。

主诉：脘腹胀满反复发作10余年。

病史：10年前，因饮食失节而致脘腹胀满、肠鸣。初期症轻，不以为然，后遇恋爱失败，加之工作不顺，致原有症状加重，且发作频繁，食欲有所下降，时而便溏。在当地医院就诊，用过多种中西药物，疗效不佳，偶尔有效却不持久，停药即发。2010年9月到省城大医院全面检查后，诊断为慢性萎缩性胃炎、慢性结肠炎。

患者惧怕长期服用西药副作用大，故回来求助中医治疗。

刻诊：满面愁容，脘腹胀满，左侧较右侧剧，肠鸣，纳谷不香，食后反酸，大便时溏。睡眠浅，腹壁柔软，无明显压痛。舌瘦偏红，舌尖红，舌苔黄薄，脉细弦偏数。

临证分析：《内经》曰："饮食自倍，肠胃乃伤。"患者初由

饮食失节伤了脾胃，后因爱情受挫情志不遂，疏泄失常。气机阻滞，故见脘腹痞胀，肠鸣有声，纳食不香；肝气犯胃，故呕吐反酸；肝气犯脾，故腹胀便溏；舌瘦偏红，脉细而偏数，为胃阴不足之象，良由肝郁日久，化热伤阴所致。脘腹痞胀，左侧重于右侧，《内经》又曰："左右者，阴阳之道路也。"阴血自左而升，阳气由右而降，左重于右，说明病久入络，血行瘀滞也。综上，脘腹胀满，但按之濡软不痛，如仲景所言之痞满，故可诊断为胃痞病。其证型为复合型，有脾虚，有气滞，有阴虚，有血瘀。在治法上，若补虚，则加剧气滞血瘀。若行气化瘀，则加剧阴虚。

故取标本兼治之法，健脾养阴，行气散瘀，诸法并用。

处方：枳壳 10g，香附 15g，佛手 10g，梅花 5g，谷芽 30g，麦芽 30g，鸡内金 10g，炒白术 15g，山药 15g，白芍 10g，甘草 5g，乌梅 10g，山萸肉 10g，丹参 15g，川芎 5g。共 7 剂。

二诊：4 月 14 日，上方服后，脘部已不胀，下腹痞胀亦减轻，效不更方，上方继服 14 剂。

三诊：4 月 29 日，诸症均有减轻，然未至痊愈，继开 14 剂。

四诊：5 月 15 日，上方共服 35 剂，症状基本消除，苔薄白，脉细弦。乃以养阴为主，佐以行气化瘀法。

处方：柴胡 6g，枳壳 6g，香附 10g，陈皮 10g，炒白术 10g，山药 10g，茯苓 10g，炒薏苡仁 10g，白芍 10g，甘草 6g，乌梅 6g，山萸肉 6g，木瓜 6g，石斛 10g，芡实 10g，蒲黄 10g（包煎），五灵脂 6g（包煎）。以上方为基础，随症加减治疗 3 个月停药。

【按语】

1.病位的确定：本病病位涉及上腹胃脘，大腹脾，胁腹肝。

　　2．病性的认定：病变性质属虚中夹实，"虚"是阴虚，主要是肝胃阴虚，见症为舌红瘦，苔薄黄；"实"是气滞和血瘀，脘腹胀满是气滞的表现，左腹重于右腹是左路不畅，左主血，久病入络，故知有血瘀存在，虽然血瘀症状不显著，但不能排除血瘀。

　　3．标本的划分：阴虚为本，气滞血瘀为标。

　　4．治疗的顺序：若分先后治，则必先治阴虚，取"缓则治其本也"之则。气滞胀满虽然10年未愈，甚为痛苦，但已不属于急症了，所以不可按"急则治其标"取法了。本案采用标本兼治之法。

　　5．方解：方中白芍、甘草、乌梅、山萸肉滋补肝阴和胃阴以治其本，白术、山药、谷芽、麦芽、鸡内金健中焦脾胃，兼顾久病气虚或阴损及阳。枳壳、香附、佛手、梅花，疏肝理气，皆平和之品。丹参、川芎活血化瘀。诸药合用，扶正祛邪，无恋邪伤正之弊，故能取效。然须知疾病的完全康复滞后于症状的改善，故症状消除后，仍需继续调理脾胃，预防反复，以获全功。

二十一、健脾化湿，温阳化饮法治痰饮（萎缩性胃炎）案

　　王某，60岁，退休职工。1992年7月11日初诊。

　　主诉：上腹胀痛反复发作10年，眩晕呕吐1月余。

　　病史：10年前即感上腹胀痛，胀不甚，痛绵绵，或有嘈杂，食后不剧，空腹反甚，夜间亦痛，以致睡眠不佳，服药当时显效，移时复作。近来月余，又增加头晕、目眩、心悸、胸闷、背寒、恶心呕吐，心下胀满加重，纳谷不香，肠鸣辘辘，小便

少，大便不成形或泄泻。颈部摄片示颈椎增生；头部 CT 无异常；五官科检查排除内耳眩晕病；血常规示血红蛋白略低；胃镜检查示慢性萎缩性胃炎。

刻诊：胃脘胀痛多年，复发加重 1 个月，疼痛以空腹时或夜间为主，影响睡眠，伴眩晕、心悸、胸闷、背冷、呕吐，吐出物为痰涎水液，纳谷不香，自汗，尿少，便溏，腹中肠鸣，辘辘有声，脘腹喜暖，得食痛稍缓，空腹反剧，舌苔白滑，脉象细弦。

临证分析：患者症状较复杂，有多种病证可考虑，如胃痛、胃胀、眩晕、呕吐、汗证、脾虚寒证、血虚等。病变部位涉及头、目、心、胸、脘腹，范围较大，需综合考虑，全面分析。其胃脘胀痛，呕吐痰涎，得食可缓，空腹反剧，食少便溏，脘腹喜暖等症，皆脾虚中阳不振之象；腹痛呕吐乃肝郁气滞，胃气上逆之象；胸闷心悸，背寒，头目眩晕伴呕吐乃痰饮上逆之象。苔白滑，脉弦细为有痰饮，肝郁气滞，中气虚弱之象。

《金匮》曰"心下有支饮，其人苦眩冒，泽泻汤主之。"又曰"卒呕吐，心下痞，膈间有水，眩悸者，小半夏加茯苓汤主之。"《伤寒论》则曰"伤寒，若吐、若下后，心下逆满，气上冲胸，起则头眩，脉沉紧，发汗则动经，身为振振摇者，茯苓桂枝白术甘草汤主之。"《金匮》又云："病痰饮者，当以温药和之。"遵经典之旨，以上三方合用。

处方：泽泻 10g，白术 10g，法半夏 10g，生姜 20g，茯苓15g，桂枝 10g，甘草 6g。7 剂。

二诊：7 月 19 日，眩晕、心悸、呕吐均减轻，尿量增加，大便软实，原方继进 7 剂。

三诊：7 月 26 日，诸症悉除。上消化道钡餐检查示慢性胃炎。

【按语】

1.《内经》曰："热因热用，寒因寒用，塞因塞用，通因通用""必伏其所主，而先其所因。"意思是说病情复杂时，必须抓住重点，针对主症病因辨证施治。任何疾病的产生，必有其根本原因和关键所在，如能紧紧抓住致病的根本原因，遵循"谨守病机，各司其属"，则能达到《灵枢·九针十二原》所言"疾虽久，尤可毕也。言不可治者，未得其术也"。

本例患者久患胃疾，必然影响脾运，脾失健运除造成营养障碍以外，还会导致水湿难以排出，久而久之水湿凝聚而成痰饮。痰饮作为一种继发性的病因，可随气流注到全身经络脏腑各处，也可停在任何一个地方，从而阻碍气机的运行，继而产生形形色色的症状，尽管症状复杂，但其根本原因是相同的，都是痰饮作祟，所以只要去除了痰饮，各种症状就可同时消失了。

2.本案采用泽泻汤、小半夏加茯苓汤和苓桂术甘汤，三方均以祛痰化饮功效见长，泽泻汤虽然偏寒，但有另外两方配伍，就变成了温性，符合"治痰饮者，当以温药和之"原则了。三方合力，祛除痰饮的力量十分强大，故获立竿见影之效。

方中白术、茯苓、甘草渗湿健脾；泽泻伍茯苓利水湿；半夏祛痰饮；桂枝、生姜通阳、温散水气。诸药合用，使脾能健运，阳气宣通，水湿祛，痰饮去，故诸症悉除。这个案例说明治病必求其本，治本则事半而功倍。

3.为什么患者被诊断为痰饮病？有何依据？

依据《金匮》，广义的痰饮分为四种，即痰饮、支饮、悬饮、溢饮；狭义的痰饮为水饮停留在胃肠之间。根据患者当前的症状——心悸、气短、头晕、胸闷、背部寒冷、吐涎沫、肠中辘辘有声、小便不利等，判断其肠胃间有痰饮是必然的。

二十二、保胃气，消瘀化饮法治胃脘痛（萎缩性胃炎伴异型增生）案

患者殷某，女，50岁。2012年11月5日初诊。

主诉：胃脘隐痛伴脘腹胀间作10余年。

病史：10年来，胃脘隐痛反复不愈，初时20多天发作一次，以后发作间隔时间越来越短，几乎每周一次。疼痛特征以空腹时为甚，食后可缓，喜按喜暖，诱发原因不固定，饥饱失常会发，劳累会发，气候突变必发，生气必发，每次发作，在附近诊所用点胃药即缓解，自购一些制呕止痛药、胃肠动力药亦可缓解，但止后不久又作，终未获愈。2002年曾到省人民医院查胃镜，示轻度萎缩性胃炎，伴轻度异型增生，予奥美拉唑（洛赛克）、多潘立酮、铝碳酸镁（达喜）、益生菌等，当时效佳，然不久又作。10年来反反复复，饮食减少，形体渐消瘦，深为所苦。

刻诊：胃脘隐痛，脘腹胀满，肠鸣，大便黏，矢气。胃脘痛多在空腹时痛甚，食后缓解。局部喜温喜按，痛位相对固定于中下脘处，伴见面色萎黄、形体消瘦，不知饥饿，不思饮食，舌质淡红，舌面不平，裂纹深，舌下青筋粗，苔白腻，脉细弦。

诊为胃脘痛，中虚气滞，血瘀痰饮内停。治法上拟先保胃气，以调升降为主。

处方：姜半夏10g，陈皮10g，茯苓10g，甘草5g，木香10g，薏苡仁10g，厚朴10g，枳实10g，三棱6g，莪术6g，藿香10g，佩兰10g，炒鸡内金15g，山楂20g，麦芽15g，太子参

10g，炒白术 10g。10 剂。

二诊：2012 年 11 月 15 日，上方服后，知饥思食，余症如前，舌微红，苔薄偏腻，脉细弦。胃口既开，则可以祛邪。但考虑患者久病体虚、实虚夹杂之情，乃予扶正祛邪之剂。

处方：党参 10g，干姜 3g，炒白术 10g，陈皮 10g，佛手 10g，谷芽 15g，麦芽 15g，甘草 5g，枳壳 10g，半夏 10g，桂枝 10g，茯苓 15g，紫苏梗 10g，炒白芍 15g，香附 10g。10 剂。

三诊：2012 年 11 月 25 日，上方服后，舌苔渐化，腹胀明显减轻，肠鸣矢气少，胃脘仍痛且胀，有久病入络之象，故用消瘀散结之法。

处方：丹参 15g，石见穿 15g，薏苡仁 30g，鸡内金 15g，茯苓 15g，乌梅 10g，白花蛇舌草 15g，佛手 10g，枳壳 10g，紫苏梗 10g，香附 10g，炒白芍 15g，谷芽 15g，麦芽 15g，陈皮 10g，甘草 5g。

上方加减服用 3 个月余，脘痛渐平。

2013 年 3 月 4 日复查胃镜示慢性浅表性胃炎。

【按语】

1. 萎缩性胃炎伴异型增生，是一种慢性的免疫功能失调引起的疾病，被认为是癌前病变，目前中西医都无有效的治疗方案，但中医对每一个患者进行辨证后，制订个体化治疗方案，常有意想不到的效果，临床屡有报道。本案初诊时，根据其不知饥饿、不思饮食的特征，采用了保胃气的方法。我们认为，人以胃气为本，有胃气好用药，无胃气百药难施，而保胃气就是保胃的通降功能。叶天士说，脾宜升则健，胃宜降则和，故我们采用了升脾降胃、以降为主的方法，用半夏、陈皮、茯苓、甘草、木香、厚朴、枳实降胃气，以藿香、佩兰、薏苡仁化湿浊以助之，又以三棱、莪术、鸡内金、山楂、麦芽消导去积以佐之，更用太子参、炒白术益气健脾助运，从而使脾胃升降相协，胃气迅速恢复而知饥思食。

2.二诊时，患者诉知饥思食了，而且进食后，胃痛与胀满即缓解，胃部得温按亦可缓解，无嗳呃反酸等症，肠中仍有辘辘水声，大便溏黏，矢气频，舌淡红色，中间有较深裂纹，舌下青筋显露，舌苔白偏腻，诊其脉细弦。如此脉症，粗看似乎是胃虚寒证，温中补虚即可，但仔细一想，虚中有没有实呢？想用补益的时候，一定要找找有无实邪，如有实邪，还要看是虚实夹杂，还是假虚真实，这样，才可以避免虚虚实实之弊。观其脉症，除胃脘隐痛、喜温喜按、得食痛缓外，患者胃痛部位固定不移，年深日久，且舌下青筋显著，舌面有较深裂纹，这是瘀血的表现；脘腹有胀满感，且大便黏，矢气频，这是气滞的表现；肠中辘辘水声，伴腹胀满、大便溏黏、舌苔白腻等症，属痰饮内停之证。除中虚气滞外，还有气滞、血瘀、痰饮诸证，明显是虚实夹杂证，那么问题来了，到底怎么治呢？是虚实同治呢，还是先治实或先治虚呢？我们分析，患者上有气虚血瘀，下有气滞湿阻，主要原因是痰浊中阻，使上下不通，故化痰饮是当务之急，于是开出二诊方如前。方中，以苓桂术甘汤化痰饮为主，加党参、干姜、半夏扶阳气，降胃气，益气温中，健脾化饮；加陈皮、佛手、枳壳、紫苏梗行气调中；白芍、甘草养阴舒挛，缓急止痛；谷芽、麦芽消导和胃，健脾助运。本方既不是单纯补中，也不是单纯祛邪，而是补中有消、有运、有化，故补而不滞，脾升胃降功能迅速恢复，气机畅通，痰饮迅速得化。

3.三诊时，患者诉肠鸣消失，脘腹轻度胀满，矢气明显减少，脘痛还和以前一样，空腹时疼痛，得食可缓，喜温喜按，部位仍在中下脘处，观其舌苔薄白，舌质微红有裂纹，舌下青筋显露，脉沉细弦。

我们分析，患者痰饮消除，故肠鸣消失，胀满减，矢气少；湿渐去，故苔渐少，大便渐转实；中下脘仍疼痛，正如叶天士所云："久病胃痛，瘀血积于胃络。"该患者久痛入络，胃有瘀血表现，舌红裂纹，舌下青筋，为阴虚血瘀表现，治宜消瘀散结。方中，丹参、石见穿活血化瘀为主药，佛手、枳壳、紫苏梗、香附行气散结，有气行血亦行之意，白芍、乌梅酸甘济阴，舒挛缓急止痛，茯苓、薏苡仁渗湿健脾，谷芽、麦芽、鸡内金消食导滞，鸡内金兼有化石行瘀作用，白花蛇舌草伍石见穿清热解毒，且有防癌抗癌作用。用该方随症稍加调整，连续服用3个月，终至痊愈。

4.从本案的治疗经过看，治疗癌前病变，不是没有可能，针对病情，精准辨证，制订合理的个体化治疗方案，还是可行的。治法多种多样，如化痰饮、降胃气、运脾气、扶阳气、养阴液、理气、化瘀、除湿等，都要适时、恰当，而且把保胃气贯穿整个病程。借助药物辅佐自身的免疫功能，逐渐逆转癌前病变的方法值得进一步深入研究。

二十三、通阳宣痹、理气化瘀法治胸痹心痛案

庄某，男，51岁。2010年3月12日初诊。

主诉：心悸5年，胸脘痛间作3个月。

病史：2005年起经常心悸，每于活动后出现，查心电图无异常。至2007年7月，因突然晕厥、恶心，在县医院急诊，测血压190/110mmHg。查心电图示窦性心率，偶发房性期前收缩，ST段下移0.05mV，诊为高血压病，心肌缺血，经急诊处理后，

血压降至 140/70mmHg，出院。一直服用降压药维持，仍会有短暂头晕、头昏、心悸、恶心。2009 年 12 月 20 日，因情志不遂、郁闷借酒消愁，饮酒过量，出现胸脘疼痛，左胸痛剧，持续十几分钟。又到县医院急诊，查血压 180/110mmHg，心电图示心肌缺血。予以倍他乐克、硝酸异山梨酯（消心痛）、丹参滴丸、通心络胶囊等药，疼痛稍有缓解，但痛未止，反增反酸、胃灼热。住院后检查胃镜示慢性食管炎，糜烂性胃炎，十二指肠球部溃疡，幽门螺杆菌阳性，予抗幽四联药，效果不显著，乃出院，寻求中医治疗。

刻诊：胸闷隐痛伴有灼热感，有时呈刺痛，嗳气反酸，矢气多而臭，大便少，高血压病史 2 年。本次因情志不遂、过量饮酒而发病。检查结果示心率 72 次 / 分，律齐，腹平软，中上腹有压痛，肝脾未触及，墨菲征阴性，舌质淡，舌白，中有裂纹，脉细涩。

临证分析：患者有高血压病、冠心病、糜烂性胃炎、十二指肠球部溃疡等病史。平素郁郁寡欢，常常醉酒，嗜好抽烟，每日一包。《内经》曰："人年四十而阴气自半。"患者年逾五十，素体阴虚阳亢，复加情志不遂，肝气久郁化火，津凝成痰，脾肺气虚也可生痰。气滞血瘀，痰瘀交阻，痹阻胸阴，即所谓"阴虚阳亢，阳微阴弦"的状态。治宜通阳宣痹、理气化瘀，予瓜蒌薤白半夏汤加减。

处方：瓜蒌皮 15g，薤白 10g，法半夏 10g，炒枳实 10g，郁金 10g，川芎 10g，佛手 10g，厚朴 10g，桂枝 10g，炙甘草 10g。5 剂。

二诊：3 月 17 日，胸痛大减，胃脘仍有隐痛，嗳气反酸，仍有头晕，心悸、疲倦，血压正常。舌质偏红，苔薄白，脉细弦，改用疏肝健脾和胃法。

处方：炒白术 15g，山药 15g，白芍 15g，茯苓 15g，炙甘草 5g，枸杞 10g，菊花 10g，炒鸡内金 15g，焦山楂 20g，柏子仁 15g，海螵蛸 15g。7 剂。

三诊：3 月 24 日，服上方胃气渐和，反酸嗳气止，头晕、胃脘疼痛亦止。以上方加减，巩固治疗月余，无反复。以后改用本人验方——愈疡汤调理 3 个月，此方由白及、三七、海螵蛸、浙贝母、白术、枳实、白芍、甘草、延胡索组成。

【按语】

患者胸闷有灼热感，非但未用清热药，反用温阳药，却收效。这是因为郁热是由瘀引起的，痛如刺、脉细涩是明证。是否为阴虚发热？阴虚是有的，但阴虚化热已烁津为痰，痰瘀痹阻胸中，已成胸阳不振之胸痹。如用清热药，必将更加遏制胸阳，加重病情。本病的治疗分三个阶段：第一阶段宣阳通痹、理气化瘀；第二阶段疏肝健脾和胃；第三阶段调和肝脾、养阴益胃、生肌愈疡。

本例患者长期郁闷不乐，这次突然加重是由情志诱发，为什么始终没有重用疏肝理气法治疗呢？因为气滞日久必然有血瘀，气滞又易化火伤阴，不仅阴虚阳亢，而且易炼津成痰。肺为贮痰之器，脾为生痰之源，脾肺气虚均可生痰，瘀血和痰浊交阻胸中，痹阻胸阳，加上 12 月天气最寒，阴寒之邪必伤阳气。胸阳失宣，阴乘阳位、阳微阴弦，形成胸痹心痛之急症，按照"急则治标"的原则，必须先行宣痹通阳，理气化瘀。瘀和痰皆为有形之邪，又反过来阻碍气机的运行，所以不去除痰瘀和寒气，不扫清道路，气机是很难通畅的。故不先行疏肝，而径直宣痹通阳、理气化瘀。如是胸痹者，早诊早治有效，若待严重至胸痛及背则难治了。

方中，瓜蒌皮、薤白、法半夏功擅祛痰，枳实、佛手、厚朴善于理气，郁金、川芎活血化瘀，桂枝、甘草甘辛化阳，代替原方中的白酒以通阳宣痹。诸药合用，胸中阳气宣通，痰瘀祛除，故获不清热热自退，不疏肝肝自疏之效。痰瘀阻滞消除了，不仅胸痹心痛被治好了，原有高血压也得以缓解。

二诊时为什么还不重用疏肝理气？因为通过一诊，痰瘀已除，气机运行无阻，肝气郁结诸症已不明显了，而临床见到的是肝脾胃不和的表现，故采用疏肝健脾和胃之法，使脾胃升降复常，发挥中土斡旋作用，则肝随脾左升，肺随胃右降，元气周流，病自向愈。

三诊之后，虽无明显症状，但我们知道，其胃体糜烂，十二指肠球部溃疡，这些病灶的恢复是滞后于症状的改善的，所以要继续调理，以防复发。愈疡汤的机理，可参看医案三。

此外，在缓解期，要嘱咐患者，养心怡情，保持良好心态，不生气、不烦恼，并要饮食有节，起居有常，不妄作劳。戒烟酒，适当运动，对防止复发，养生保健大有益处。

二十四、滋阴潜阳、引阳入阴、交通心肾法治长期不寐案

患者戴某，女，53岁。2020年11月20日初诊。

主诉：失眠5个月。

病史：5个月前无明显诱因而出现失眠，入睡难，夜常醒，久治不愈，持续已5个月，伴周身发热，烦躁不安，稍动则汗出。全面体检发现为高胆固醇血症，舌瘦尖红，脉细数。

诊断：不寐病，阴虚内热，心肾不交证。

治法：滋阴清热，引阳入阴，交通心肾。

处方：生地黄 10g，酒萸肉 10g，怀山药 10g，泽泻 10g，牡丹皮 10g，合欢皮 15g，首乌藤 15g，炒酸枣仁 15g，黄连 3g，莲子心 5g，肉桂 3g，甘草 5g，茯神 15g，百合 15g，浮小麦 30g，知母 10g，麻黄根 10g，珍珠母 30g（先煎），鳖甲 15g（先煎）。7 剂。

11 月 26 日复诊，诉药后诸症消失，要求再服 14 剂巩固疗效。遂其意，药后未复发。

【按语】

1. 中医治病，重在审证求因和辨证论治，各种检查和检验的结果仅供参考，本例的高胆固醇血症不致引发诸症，暂不理会。

本病以不寐为主症，发热、心烦、汗出均为次症。究不寐之因，《灵枢·大惑论》云："卫气不得入于阴，常留于阳，留于阳则阳气满，阳气满则阳跷盛，不得入于阴则阴气虚，故目不瞑矣。"这就明确告诉我们：目不瞑，是由于阴气虚，阳不入于阴。阴虚则内热生，内热熏蒸故身热，内热扰心则烦躁不安，动则阳浮，汗随之而出。病因病机既明，则滋阴潜阳、交通心肾的治则也就如影随形地出来了。

方由交泰丸、六味地黄丸加养心潜阳之品构成。用交泰丸仅取其意，交泰丸原方中黄连用量大，那是因为只有两味药。本方中配用了不少滋阴清热、清心安神等药，故减少了黄连用量，整个方子的清心降火力量未减，且能防止苦寒伐胃之弊。黄连配莲子心清心安神、交通心肾；六味地黄汤加百合、知母，滋肾宁心；合欢皮、首乌藤、炒酸枣仁、茯神养心安神；浮小麦、麻黄根敛汗养心；珍珠母、制鳖甲滋阴潜阳、引阳入阴；更用少量肉桂，擅补坎中之阳，助肾阳气化、利肾水上滋。诸药合用，则阴升阳降，水火既济，故能迅速起效。肉桂之用，堪称点睛之笔。若无它，则水寒土湿而木郁，郁则化火，上扰心神，反之，若肉桂用多了，就会使木火过旺，导致水火分离。用量合适，则心肾交于顷刻而睡意立至。

2. 本案所治之不寐，系虚多实少的心肾不交证，与此对应的，还有虚少实多的心肾不交证，那就是仲景的黄连阿胶汤证。仲景曰："少阴病，得之二三日以上，心中烦，不得卧者，黄连阿胶汤主之。"

与黄连阿胶汤证症状类似的又有栀子豉汤证，二者同样有心烦不得卧，但是病机不同。前者的病机是阴虚阳亢、心肾不交，后者的病机是热扰胸膈、胃气壅滞。

不寐的证型还有多种，如阳虚不寐、血虚不寐、血瘀不寐、胃不和证、心脾两虚证等，各具特色，不一而足。

二十五、五苓散加减联合降脂减肥治脂肪肝案

程某，41 岁，女。2020 年 9 月 23 日初诊。

主诉：逐渐肥胖半年，咽痛一天。

病史：半年前开始，无明显诱因逐渐肥胖，半年体重增加约 20 斤，现总感觉很疲乏，上楼梯或者走路快都会喘。昨日起咽痛咽痒，偶咳，有痰。西医检查咽红，心肺（－），肝脾未触及，B 超示肝内脂肪浸润，胆囊壁粗。血生化示谷丙转氨酶（ALT）78U/L，甘油三酯（TG）6.1mmol/L。推荐中医治疗。

刻诊：形体肥胖，面色乏华，精神疲惫，动则气喘，厌食油腻，尿黄便秘，咽痛咽痒，舌质暗，苔厚腻，脉濡细。证属痰浊湿热中阻，气滞血瘀，兼外感风热。

处方：苍术 10g，香附 15g，姜半夏 10g，陈皮 10g，茯苓

10g，胆南星 10g，枳实 10g，车前子 15g（包煎），红花 10g，绞股蓝 10g，甘草 5g，泽泻 10g，白术 10g，桂枝 10g，丹参 15g，大黄 5g（后下），柴胡 5g，荷叶 5g，决明子 5g，金银花 10g。7 剂。

二诊：9 月 30 日，咽部无痛痒，大便畅，仍黏，日行 2 次。纳谷不香，恶寒怕冷，身重乏力，舌苔白腻，脉濡沉细。

处方：桂枝 5g，苍术 10g，泽泻 10g，猪苓 10g，茯苓 10g，麻黄 5g，山楂 15g，决明子 6g，绞股蓝 10g，红花 6g，枳实 10g，当归 10g，瓜蒌皮 3g，法半夏 10g，浙贝母 10g，桔梗 6g，干姜 3g，厚朴 10g。7 剂。

三诊：10 月 8 日，除肥胖外，余无不适。又服上方 28 剂以后，对此方略作加减，继服 2 个月，前后服药 3 月余。B 超复查，肝胆未见异常。

【按语】

1. 初诊时，患者除肥胖外，又有上感，咽疼痛。在五苓散加减和祛痰化湿的基础上加了柴胡、金银花。

2. 二诊时外感已除，故对初诊方做了较大调整，改为专治肥胖和高血脂的方子——降脂减肥方，即以五苓散为基础的加减方。

3. 所谓血脂高，就是血中垃圾多，排不出去；所谓肥胖，就是皮下脂肪多，是肉中垃圾多，排不出去。这些垃圾外来的少，多数是内生的，主要是饮食失节、起居失常等因素导致，尤其是摄入太多的油腻、辛辣或生冷之物，加上脾运不健，肾的温煦失职，肝的解毒功能和肺的肃降功能失常。营养物质无法得到合理运用，就聚集在血管肌肉中变为毒素，代谢的废物不能及时排出体外，它们停到哪里，哪里就有了阻碍，就要导致人生病。初期先是器官的功能障碍，形成高血压、高血糖，心脑肝肾肺功能下降，久而久之，那些堆积的无用的东西越来越多，就会形成形形色色的有形的病灶，如器官的肥大、变形、移位，或囊肿、结节、肌瘤、纤维瘤等，甚至形成坚硬的形状不规则而又疯长的恶性肿瘤。所以血脂高和肥胖不可轻视，那是病，是不健康的状况，不是可治可不治的亚健康态。不能拖，要早期干预，除了改变饮食生活习惯，还要积极地治疗。中医提倡治未病，何况查出了高血脂、脂肪肝，应当是已病了，怎能不治疗？

4. 什么叫脂肪肝？脂肪性肝病简称脂肪肝，是各种原因引起的以肝细胞脂肪变为基本病理特征的一种临床综合征，即肝细胞内堆积了太多脂肪，影响了肝的正常功能。根据肝细胞脂肪变的程度，可以将脂肪肝分为三个等级：轻度脂肪肝，指5% ~ 32% 的肝细胞有脂肪变；中度脂肪肝，33% ~ 65% 的肝细胞有脂肪变；重度脂肪肝，66% 以上的肝细胞有脂肪变。

5. 本案的方剂组成有以下几方面考虑：一是祛邪，二是扶正，三是二者并举。正虚主要是脾虚，失于运化。不可误以为是气虚，气虚会生寒，本案没有寒，反见热，宜细辨之。邪是什么？当然是水湿痰浊和气滞血瘀。肥胖的人多半是不忌生冷辛辣油腻，胡吃海喝的人。本案患者虽然自诉纳谷不香，厌食油腻，吃喝不多，但这只是最近的现象，半年之前是什么状况呢？很难想象那些常年吃素，食量又小的人会突然肥胖起来，出现消瘦、贫血、营养不良的状况才是他们的常态。大吃大喝不仅伤脾胃，还会造成营养过剩，过剩的东西代谢不了，排不出去，不就是垃圾吗？

垃圾不能及时排出，就成了疾病的根源，垃圾物质阻碍了气机的正常运行，就是气滞，气滞久了必然会造成血瘀或血虚。本案中气滞的表现是有的，如动则气喘，舌苔厚腻，大便秘结等，血瘀的表现也有，如舌质暗，疲乏无力等。

6. 我们用五苓散利小便清湿热；用决明子通大便，除积滞；用麻黄、桂枝开肺气，去皮毛中的浊气；针对痰浊阻滞，用了瓜蒌皮、半夏、浙贝母、桔梗等药；针对气滞用了枳实、厚朴两味药；针对血瘀用红花、当归两味——以上诸药用于祛邪。

扶正方面，我们运用黄元御《四圣心源》的理念，即帮助肌体恢复一气周流。所谓一气即正气。正气的运行是靠中气的左旋右转来带动肝肺的左升右降，升已而降，降已而升，从而形成一气周流，循环无端。

在去除邪气的基础上，方中的桔梗、桂枝、红花、当归升左路；枳实、厚朴、瓜蒌皮、半夏降右路；干姜、茯苓培养中气。升降培三法并用，故元气得以恢复周流，从而获得"正气存内，邪不可干"的效果。

7. 另外，本方中山楂和绞股蓝两味，皆有良好的消食化积、化瘀、吸脂、化脂、排脂功效。绞股蓝一般不与决明子同用，二者均为寒性药物，但与干姜一起用就无碍了，若患者已有泄泻症状，则不用决明子。

二十六、养心安神、运中、补肾、疏肝、涤痰理肺五法合用治不寐心肾不交证（重度抑郁症）案

阙某，38 岁。2020 年 9 月 30 日初诊。

主诉：紧张害怕不寐 12 年。

病史：阵发紧张害怕不寐已 12 年，当初起因已记不清，只知幼时受过惊吓，每次发作很突然，自觉呼吸急促，心跳加快，

无法自控，不能安睡，如睡下，会觉得血往上冲。4个月前做过子宫内膜异位手术，现经量很少，全身不适。西医全面检查未发现器质性疾病，诊为重度抑郁症，屡经中西药物治疗，均无显效。

刻诊：紧张，恐惧，不寐，时轻时重，反复发作12年，起因不明，只知幼年时受过惊吓，慢性病容，贫血貌，神志清，精神差，面色无华，舌尖红，舌苔白腻，舌边无苔，根部有剥落，脉细弦。

临证分析：惊恐失眠虽不知诱因，但知幼时受过惊吓，如今尚能记得，可见惊恐较重，必是幼年时已伤了心肾，惊伤心，恐伤肾，心属火，肾属水，水火既伤，阴阳不能既济，心肾不能相交。根源已久，成年以后，各种环境因素，包括生活、工作、婚姻、家庭多重压力，均可成为心肾不交而失眠的诱因。有了诱因，加上心肾之间有痰浊阻滞，乃致心火不降，肾水不能上滋，故心肾不交而不寐屡作。

脾为气血生化之源，亦为生痰之源，故抑郁症多有痰浊。脾失运化，故肾精得不到补充而致肾虚，肾虚则肝木失养，水不涵木而木郁，故抑郁症不是单一脏器问题，它可涉及心、肾、脾、肝等各个脏器。有时症状不太明显，但蛛丝马迹还是有的，如心虚表现（紧张、害怕、心悸不寐、舌尖红、脉细等）；肾虚表现（怕见强光、污浊之物，恶闻噪声，舌根部苔花剥等）；脾虚的表现（慢性病容、贫血貌、精神差、面色无华、月经少、脉细等）；痰浊表现（舌苔白腻、病程长、时发时止、反复不愈）；肝郁表现（睡下时觉得有血气往上冲，影响睡眠，舌边无苔，脉象弦细等）。综上，诊为不寐病，心肾不交证，重度抑郁症。

历练抽丝剥茧，启迪悟性思维

治法：标本兼顾——养心、运中、补肾、祛痰理肺、疏肝五法合用。

处方：法半夏 10g，枳实 6g，橘红 15g，茯苓 10g，远志 5g，炒酸枣仁 10g，大皂角 0.5g，大枣 10g，山萸肉 10g，枸杞子 10g，熟地黄 10g，干姜 5g，人参 6g，炙甘草 6g，竹茹 10g，桃仁 10g，石菖蒲 10g，芥子 10g，桔梗 6g，五味子 6g。7 剂。

药汁送下逍遥丸 10 粒，每日 2 次。

二诊：10 月 7 日，诉睡眠有好转，每晚能安睡 2～3 小时，无血往上冲的感觉，身体感觉轻松不少。效不更方，原方继进 14 剂。

三诊：10 月 21 日，症情又有好转，偶遇噪声强光无心悸不宁。仍宗原方，略作加减。继续服药月余，每夜能安睡 5～7 小时，白天精神好，吃饭香，想上班了。

【按语】

1.抑郁症为现代病名，与古代的郁证相似，古代的郁证，多为肝气郁结或气滞血瘀证，痰瘀互结者少。现代人由于生活水平提高，大荤大腥、大鱼大肉吃得多，脾不能运化；工作压力大，生活节奏加快，心理不平衡；空气污染、水污染、食物添加剂等不良因素影响，患抑郁症的人数日益增长，且以痰瘀互结者为多，单纯气滞血瘀者反少。

有形之痰与无形之气胶结黏着，如油裹面，不易分开，很难排出，如再加上瘀血停着，就更难排出，势必逐渐增大，变性为有形之实邪，这种痰瘀互结之物可黏着于任何部位。古郁证易治，而今之抑郁症则相对难治。

2.一般初治或早期的抑郁症患者，正气尚可，大多需要心理调节，这部分患者，有的可以自愈。如果抑郁日久，正气不支，应先扶正气，扶正也要循序渐进，防止虚不受补，待正气渐复，肾气渐强时，再逐渐祛邪。

3.抑郁患者，都有心神失养症状，与痰浊阻滞有关。这时患者在表述上也会有所体现，有时专注某一点，重复颠倒地说；有时则云天雾地，说自己哪哪都不舒服，处处都有问题，甚至都是大问题，说得头头是道，但抓不住重点，找不出根结，让人无法辨证，无从下手；有的则情绪低落，不言不语，对一切都不感兴趣，甚至昏昏欲睡，答非所问。面对这样的患者，我们首先要分析病之久暂，症之轻重，确定其正邪之间盛衰局面，正气虚者则先扶正，邪气实者则先祛邪，邪正相当则两者并举。辨证依据主要看舌质舌苔，并结合其他四诊所收集到的信息。

4.一般来讲，抑郁症存在五个方面的问题——心虚，痰浊，肝郁，脾失健运，肾精不足，至于先治什么，后治什么，或同时治哪些方面，尚无定法，本例患者系五法同施。方中含十味温胆汤加大皂角、竹茹、桔梗、芥子、大枣，旨在涤痰理气，芳香开窍，养心安神。其中芥子善祛皮里膜外之痰，桔梗、竹茹一升一降，既除痰浊，又调升降，促进元气周流，大皂角涤痰开窍，大枣甘缓和中，兼防大皂角伤正。

在肝心肺肾方面，配以逍遥丸，药汁冲服，并在汤剂中加入桃仁活血化瘀，山萸肉、枸杞、熟地黄大补肾精，干姜、人参温中运脾，远志化痰，兼交通心肾，石菖蒲开窍醒神。诸药合用，使痰浊涤除，肝脾上升无阻，肺胃下降通畅，元气恢复正常周流，心肾得以相交，故抑郁之症迅速摒除。

5.关于痰浊，一般有形之痰可以从呼吸道排出，而无形之痰浊，大多从肠道排出，从其他道路排出的也有，故必要时加入适量通腑之药，可提高治疗速度。但要注意中病即止，谨防伤正，有时可以采取通补相兼的做法以预防。

6．本案系重症，涉及多个脏器，故须诸法并用。若为中度抑郁症，则相对较轻。这类患者，大多与情志失调相关，如有过喜伤心、大怒伤肝、思虑伤脾、悲伤肺、恐伤肾等，则依辨证采用相应治法即可。

如因大怒伤肝而得者，则用《内经》"木郁达之"理论，选用柴胡疏肝散加减治之；如因大喜伤心而得者，则用《内经》"火郁发之"理论，选用清心发郁汤或导赤散、银翘散加减治之；如因思虑伤脾而得者，则用"土郁夺之"理论，选用理湿夺郁汤加减治之；如因悲伤肺而得者，则用"金郁泄之"理论，选用祛痰夺郁汤加减治之；如因恐伤肾而得者，则按"水郁折之"理论，选用桂枝加桂汤，或苓桂术甘汤或真武汤加减治之；若数脏同病则数法同用。

二十七、温阳利水法治顽固性眩晕、水肿案

患者戴某，女，79岁。2022年6月22日初诊。

主诉与病史：眩晕病反复发作2年余，每于劳累后发作，先有左耳耳鸣堵塞感，继而右耳耳鸣，继而恶心呕吐，腰不能俯仰，身不能转侧，每次发作挂水治疗3～4天才缓解。症状反复发作，每次发作后，疲乏无比，痛苦不堪。近来症状又加脘腹胀痛，足冷，胫踝水肿，按之凹陷不起，畏寒喜暖。西医先后有冠心病、眩晕综合征等诊断，用药可减轻症状，但控制不住复发，而且症状越来越重，故转而求助中医。另外，患者有糖尿病史，目前正在接受西药治疗。

刻诊：视物天旋地转，伴恶心呕吐，吐出多为痰涎，身不能动，动则心慌欲脱，伴脘痛腹胀手足冷，胫踝呈凹陷性水肿，

舌淡苔白，脉弦无力。诊断为眩晕病、阳虚水泛证。

治法：温阳利水，佐以疏肝和胃，温中散寒。

处方：附片 10g，茯苓 10g，白术 10g，党参 10g，干姜 3g，桂枝 10g，猪苓 10g，车前子 10g，吴茱萸 4g，柴胡 10g，香附 10g，木香 10g，延胡索 15g，白芷 15g，防风 10g，紫苏叶 10g，花椒 5g，细辛 3g，大枣 10g，白芍 10g。7 剂。

二诊：6 月 29 日，服上方后，手足变温，肿消大半，眩晕有减轻，呕吐止。舌脉同前，原方继服 7 剂。

三诊：7 月 6 日，眩晕、水肿已很轻微，但仍无力，足有麻感。予一诊方加天麻 10g，黄芪 10g。7 剂。

四诊：7 月 14 日，诸症皆去，仍疲乏无力，嘱用黄芪建中汤加减调理而愈。

【按语】

1. 本案症状较为复杂，可有多种诊断，如眩晕、呕吐、腰痛、胃痛、腹胀、泄泻、虚劳、水肿、心悸等。证型也有多种考虑，如中气不足、脾阳虚、肾阳虚、脾肾阳虚、痰浊中阻、痰饮上逆、阴虚阳亢、阳虚水泛等证候。

我们诊断为眩晕病，阳虚水泛证，主要依据其现症和病史。患者自始至终都有眩晕表现，且是越来越重的，故诊为眩晕。其证型为阳虚水泛，主要依据是现症有眩晕，身不能动，动则心慌欲脱，且伴有脘腹胀满，畏寒喜暖手足冷，下肢凹陷性水肿等；结合其病史，初起每于劳累后发作，发作前常有听力异常表现；加上舌淡苔白、脉弦无力之象，故诊为阳虚水泛证，这与《伤寒论》第 82 条之描述颇为相似："太阳病发汗，汗出不解，其人仍发热，心下悸，头眩身𥆧动，振振欲擗地者，真武汤主之。"此处的头眩身𥆧动，振振欲擗地，极言眩晕之重，乃因太阳病误汗伤阳，肾阳虚衰，不能制水，水气上逆。水气冲心，则心下悸；汗多津枯，筋肉失养则身𥆧动；神失所养，则周身经脉无主，故振振欲擗地。而且本案有下肢水肿，晕前耳鸣等表现，均可佐证其肾阳虚证候，故采用真武汤加减治之。

方中，附子温补肾阳，使水有所主，白术健脾制水，茯苓淡渗利水，本案以干姜易生姜，乃取干姜运脾除湿之效，生姜散中上焦之水较好，患者下肢水肿，故易之。水肿见于下肢，不宜宣散，宜温阳利水，故在真武汤中又加入五苓散，这样，方中又包含了苓桂术甘汤，以治水饮上逆，又因患者畏寒喜暖，苔白脉沉，乃表里俱寒之象，故又加入防风、紫苏叶、细辛以解表寒，加入吴茱萸、花椒助附姜祛里寒，又加柴胡、香附、木香疏肝理气以治脘腹胀痛。诸药合用，抓住重点，治本为主，兼顾标证，诸药各司其职，又相互协调，配合默契，故疗效满意。

《伤寒论》82条开头说："太阳病发汗，汗出不解，其人仍发热。"这是提示肾阳虚的来路，本案并未明示有此过程和有此来路，但在掌握了肾阳虚的主要证候以后，其来路就不必纠结了，不管它来自何处，有是证用是方，是不会错的。

2. 仲景治眩晕，还有一个名方，即苓桂术甘汤，本案未直接单独采用，为什么？且看原文第67条："伤寒若吐、若下后，心下逆满，气上冲胸，起则头眩，脉沉紧，发汗则动经，身为振振摇者，茯苓桂枝白术甘草汤主之。"心下逆满，为心脾阳虚，运化失司，水饮内生。心下有水饮，阻碍气机，故心下胀满且有气向上冲逆的感觉，起则头眩，这是苓桂术甘汤证的特征性症状，患者不能起动，起动则头目眩晕加重。加重的原因有二：一是中焦清阳之气被水饮阻遏，不能上养头目，当患者由卧位坐起，或由坐位起立时，清阳不能随着体位而上升；二是水饮邪气上蒙清窍，脉沉紧，紧脉主有寒，脉沉主病在里，亦主水（见《金匮要略·辨水气病脉证并治》）。此条明确表明：苓桂术甘汤是治疗心脾阳虚，水饮上逆的，不是治疗肾阳虚的。

《伤寒论》75条云："未持脉时，患者叉手自冒心，师因教试令咳而不咳者，此必两耳聋无闻也。所以然者，以重发汗，虚故如此。发汗后，饮水多必喘，以水灌之亦喘。"这一条，从望、闻、问诊三方面，对心脾阳虚和肾阳虚做了鉴别，叉手自冒心，是心阳虚，以手护心之状。试叫患者咳而不应，知患者耳聋，推知重发汗必致虚，即阳虚，而肾是开窍于耳的，故知耳聋是肾阳虚所致。本案患者无叉手自冒心症状，却有耳鸣堵塞感，至少有听力下降之症，故当诊为肾阳虚，治当温补肾阳而用真武汤。

3. 眩晕之证型除以上心经肾经病变外，还有很多，如肝经的肝阳上亢、肝风内动，胆经的胆火不降，以及痰浊中阻、上气不足、气血虚弱、气滞血瘀等，临证时必须仔细辨证，审因论治，理法方药丝丝入扣才是。

二十八、疏透少阳、温阳化饮、软坚散结并用治少阳病兼水饮内结案

患者陈某，54岁，女。2012年9月1日初诊。

主诉：腹胀半月。

病史：半月前因患感冒，经当地诊所挂水治愈后，突发腹胀，继续挂水治疗无效，又吃中药仍无效（用药不详）。其胀越来越重，白天尚可忍受，每夜必加剧，坐卧不安，憋闷欲死，经某院急诊查治，未查到结果，输液（用药不详）治疗亦无效，

经人介绍来寻中医诊治。既往有慢性肠胃炎、小三阳病史。

刻诊：面容憔悴，脘腹胀满，口微渴不欲饮水，无嗳气呕吐呃逆，不矢气，腹水征阴性，入夜腹胀剧增，痛苦万分，连及胁肋，牵引肩背，一阵冷一阵热，心中烦，全身无热。但头汗出，尿少，大便频、微溏，伴肠鸣，舌质淡嫩，舌苔薄白，脉象弦缓。

临证分析：患者寒热往来，胸胁苦满，是少阳证无疑。心中烦，头汗出，是内有郁热。腹胀不缓解，但大便频、微溏，说明肠内无燥屎，可排除阳明腑实。腹胀肠鸣便溏乃中虚气滞之象。腹水征阴性，说明非水臌腹水。口渴而不欲饮水、小便不利为清气不升、津液不布、饮邪积滞所致，此饮邪积滞从何而来？中虚失运、气滞不行是主因，无效的输液是否也是原因之一呢？姑且不论吧。患者既有中虚气滞，又有少阳热郁、饮邪积聚，前者为先病，为本，较轻，而后者为标，且较急，急则治其标，故治宜疏透少阳、温阳化饮、软坚散结。

处方：柴胡10g，桂枝10g，干姜5g，天花粉15g，黄芩10g，牡蛎30g，炙甘草5g，炒白术15g，炒栀子6g，茯苓15g，麦冬15g。10剂。

二诊：9月12日，腹胀消除，二便通调，寒热头汗亦止。继予归脾丸善后防复。

【按语】

1.本方以《伤寒论》第147条的柴胡桂枝干姜汤加炒白术、炒栀子、茯苓、麦冬而成。方中，柴胡、黄芩疏透少阳郁热，栀子清热除烦，桂枝、茯苓、炒白术、甘草温阳化饮，干姜、甘草辛甘化阳，温补脾阳，牡蛎咸寒，取其软坚散结利水之用，天花粉、麦冬生津止渴，天花粉兼有利水湿之功，甘草兼有调和诸药之功。诸药合力，共治少阳病兼饮结、热郁脾虚津伤之证，药证相符，故疗效显著。不仅治好了少阳病，中虚气滞证也治好了。

2.本案与栀子厚朴汤证相比较，二者都有腹满气滞症。区别在于：前者邪结在少阳，既有热结，又有饮结，而后者为邪热留扰胸膈。前者病变范围大，后者病变范围小。

3.本案与五苓散证相比较，二者均有口渴，小便不利。区别在于：前者的水饮停滞郁结在少阳，病位偏上，在上者宜化，而后者的水饮停滞下焦，在下者治宜利。其病位有上下之分，故治疗有化和利的区别。

4.本案与大陷胸汤证相比较，二者均有头汗出，小便不利，都是水热郁结上冒，区别在于：病机不同，前者因少阳枢机不利，脾虚运化失常，邪热夹水饮上冒所致，后者因邪热内陷，与有形水饮结于胸膈而成，是实热证，前者为表里同病，为虚中有实，而后者纯属实证，二者有霄壤之别。

5.本案与半夏泻心汤证相比较，二者均有腹胀，区别在于：前者胀在大腹，后者胀在心下，位置较高，且患者诉腹胀，实际不是腹胀，而是痞证，是满而不痛。前者邪在少阳，治宜和解，后者邪在阳明，治需调其升降。

6.本案之诊断乃直接分析而得，我们还可采用另一种方法，即排除诊断法：本案以腹胀为主诉，虽然病名可用"腹胀"，但其病机和证型不容含糊。《金匮要略·腹满寒疝宿食第十》是专论腹胀的，其中就有7法7方，《伤寒论》中也有7条经文论述腹胀，若去除和《金匮》重复出现的大承气汤证外，还有6条，与《金匮》7条合起来共13条，我们将13条原文一条一条拿来与本案相对照，把不一致条文排除，最终就可发现《伤寒论》

第 147 条与本案基本一致，得出了与直接分析法一样的结果。这样的排除诊断虽然多费点口舌，时间拉长了一点，但我们把经典文献资料温习了一遍，又何尝不是益处呢？

二十九、行气化瘀、软坚散结法治愈胃胀气（多发性胃息肉）案

患者史某，80 岁。2021 年 9 月 26 日初诊。

主诉：胃胀气月余。

病史：胃脘部胀气月余，不能吃生冷及硬物，如干果，食后必胀，嗳气则舒，经医院胃镜检查，示胃体多发性胃息肉，本人不愿手术，也不愿等待观察，故来本院要求用中药调治。

刻诊：胃脘部胀痛不适，食后加重，嗳气则舒，不喜生冷饮食，不喜食干果，上腹部稍膨隆，拒按，墨菲征（−），不呕酸，舌质淡，苔薄白，脉细弦。平素体强少病。胃镜示胃体多发性小息肉。

辨证：气滞血瘀，肝胃不和。

处方：薏苡仁 30g，桂枝 10g，茯苓 10g，牡丹皮 10g，赤芍 10g，桃仁 10g，厚朴 10g，陈皮 10g，枳实 6g，三棱 6g，莪术 6g，丹参 10g，生鳖甲 10g，玄参 10g，浙贝母 10g，生牡蛎 30g，鸡内金 15g，石见穿 15g，莱菔子 15g，白花蛇舌草 15g，白及 5g，山药 20g。10 剂。

二诊：10 月 8 日，胀有减，痛亦轻，原方加减微调，续服 3 月余，胀气与疼痛基本消失。原方加减续服 1 个月，已无任何不适。患者又到原来诊断胃息肉的医院要求胃镜复查，结果令胃镜医生很惊讶，他说："真神了，这是哪个医生给你治的？现在一个息肉也找不到了！"

【按语】

1.胃息肉多为胃部黏膜表面突出的异常生长物，属肌肉良性增生性疾病，多伴有胃炎，或胃糜烂，或胃食管反流，或胃及十二指肠球部溃疡，可引发局部胀满、疼痛、反酸、嗳气、恶心、呕吐、食欲不振、灼热感等不适症状，部分可能为癌前病变。目前，西医没有有效的治疗措施，一般采取胃镜下夹除的方法，但复发率很高，大多数建议姑息观察，待3～6个月后复查，再决定是扩大范围切除病灶，还是采用根治切除手术，然而这些措施无形中会给患者增加不少心理负担和肉体的折磨。在中医典籍中并没有胃息肉的名称，现代主要按其症状，将其隶属于痞满、胃脘痛、胃痞病、胃胀、胃疡病、吐酸病，或积聚、癥积等范畴。目前辨证尚无统一标准，临床以气滞血瘀，痰热互结，肝胃不和，脾胃虚寒为常见证型。本案以气滞为主，气滞血瘀，兼有肝胃不和。

2.本案所用的胃息肉方方义：方中桂枝、茯苓、牡丹皮、赤芍、桃仁五味药，即桂枝茯苓丸成分，仲景以此来治妊娠子宫癥块，本案用以治胃中息肉，取其调和气血、祛瘀化癥之功；玄参、浙贝母、牡蛎即《医学心悟》消瘰丸之成分，取其养阴化痰，软坚散结之功；至于三棱、莪术，张锡纯谓其调理肝胆之郁，善开至坚之结，兼调脾胃；丹参活血化瘀、鳖甲软坚散结，二药合用，相互协力，消癥祛瘀作用更强；鸡内金健胃消积，通淋化石，磨坚散结；薏苡仁健脾除痹，利水渗湿，还能清热排脓，治内痈，现代研究更有较强的抗病毒和抗癌作用；厚朴、陈皮、枳实、莱菔子行气消胀，亦有气行血亦行之意，皆有利于散结消癥；石见穿具有活血化瘀，清热解毒，散结消肿之功，是抗癌良药；白花蛇舌草清热解毒，利尿消肿，活血止痛，能治疗各种肿瘤，尤其专攻消化道肿瘤。诸药合用，不仅阻碍异生的息肉生长，更有消磨软化萎缩之功。此方用于正气尚好的人，若体虚之人，则宜减其制，或增加扶正之品方可。

三十、清热利湿、活血化瘀法治急性黄疸，肝胆湿热、气滞血瘀证（高胆红素血症）案

患者庄某，59岁，男，城东小区居民。2016年12月26日初诊。

主诉：目黄，身黄，尿黄5个月。

病史：5个月前，因尿黄、乏力，到上海查治，复旦大学做肝脏穿刺活检术，报告示肝小叶内点灶状坏死，伴肝细胞脂肪变性，以水泡为主，肝细胞内胆汁淤积，伴肝索内易见凋亡小体，门管区中度炎症，界面性肝炎，淋巴-浆细胞浸润和嗜伊红白细胞浸润，相邻肝细胞呈花环样排列，门管部纤维呈星芒状增生伴纤维间隔形成。细胞角蛋白7（CK7）检测显示门管部和纤维间隔内小胆管增生。建议住院进一步诊疗，患者不同意。回来后，当地医院拟诊为急性黄疸、湿热瘀滞、高胆红素血症，未明确是重症肝炎还是淤胆型肝炎，治疗5个月未见效，故转中医。

来诊时，县医院12月25日的检查单报告数据如下：总胆红素（TBIL）218.4μmol/L 直接胆红素140.5μmol/L、间接胆红素77.9μmol/L、谷草转氨酶（AST）558U/L、谷丙转氨酶（ALT）516U/L、谷草转氨酶/谷丙转氨酶=1.08、碱性磷酸酶269U/L、γ-谷氨酰转肽酶（γ-GT）548U/L、乳酸脱氢酶388U/L、血糖6.87mmol/L、白蛋白（A）31.5g/L、球蛋白（G）44.6g/L。

刻诊：目黄，尿黄，身黄，色鲜明，皮肤痒，右胁痛，口苦，但欲漱水，腹胀，纳谷不香，舌质有紫气、有瘀斑，苔黄厚腻，脉濡数。诊断为黄疸病，湿热蕴结，肝胆气滞血瘀证。

治法：清热利湿、活血化瘀。

处方：赤丹郁茜茵陈蒿汤加减。赤芍50g，丹参30g，郁金20g，茜草15g，延胡索10g，白芷10g，白芍10g，茵陈30g，栀子15g，大黄6g，田基黄30g，荆芥10g，防风10g，厚朴10g，枳实10g。7剂。

后续诊次：1月10日，诸症有减，自觉精神好，仍以原方加减治疗，至3月13日复查肝功能，结果显示TBIL 47.61μmol/L，ALT 97U/L，A 30.7g/L，其余各项皆正常，无明显不适。以原方为基础随症加减，去延胡索、白芷、白芍、荆芥、防风，茵陈减为15g，栀子改为10g，继服月余至4月29日，复查肝功能，已基本正常，亦无不适，获临床治愈，共服药4个月。

【按语】

1.高度黄疸病，病因不明者，属疑难危重症，无针对性治疗措施，有时西医采用激素疗法，有一定效果，但副作用太大，不被广大患者认可，医界也常有质疑，故推荐中医治疗黄疸。中医治疗本病，目前亦无统一方案。本案患者全程服用清热利湿、活血化瘀方药，仅用短短的4个月，竟获临床治愈之效，实在不易。虽然只是个案，也应该有进一步研究探讨之必要。

2.本案一个显著特点是，虽然化验检查指数较高，似很严重，但患者精神状态尚好，食欲亦可，黄而不晦暗，有如金黄，故确定可以运用清热利湿、活血化瘀，以及通腑泄热等法。

3.本案湿热蕴结肝胆的表现很明显，如目黄身黄、黄色鲜明如金，胁痛口苦，舌苔黄腻，脉细濡数，均为湿热之象；其肝脉瘀阻亦有明显证据，如舌质有紫气，舌边有瘀斑等，患者但欲漱水不欲咽也是瘀血证特征，这在《金匮》中有明文："患者胸满，唇痿舌青，口燥，但欲漱水不欲咽……为有瘀血。"

4.关于黄疸病的辨治，《灵枢·经脉》记载太阳、阳明、太阴、少阴、厥阴病，皆可发生黄疸，其论黄共涉及五经，独无少阳经。

至张仲景《金匮要略》始有专论，示六经皆可出现黄疸，如云："诸黄，腹满而呕者，宜柴胡汤。"仲景用柴胡汤即说明病在少阳也。

《金匮要略·黄疸病脉证并治》曰："阳明病，脉迟者……此欲作谷疸。"茵陈蒿汤主之。

对于太阳病黄疸表实者，《伤寒论》中亦有明文："伤寒瘀热在里，身必黄，麻黄连翘赤小豆汤主之。"表虚者，可用桂枝加黄芪汤。茵陈五苓散则为表里双解之剂。

太阴病黄疸，属阳虚寒湿证，以面色晦暗、肢冷便溏为特征，宜服四逆辈、茵陈理中汤等。

脾虚血少而见面色萎黄者，小便自利，当予虚劳小建中汤。

少阴病黄疸，症见一身尽黄，额黑，微汗出，手足心发热，日晡时恶寒，膀胱部急迫感，小腹满，小便利，仲景称为女劳疸。若腹胀如水状，大便必黑、时溏，又称为黑疸，方如硝石矾石散（硝石、矾石为散，大麦粥汁送下）或用肾气丸。

厥阴病黄疸最重，属气滞血瘀湿阻证，可见面目黄色瘀晦，或伴胁肋胀痛，脘腹胀满，久则胁下癥积，胸面部血痣，腹中瘀块或胀大，形体消瘦，纳呆食少，或伴出血，唇舌紫暗，脉沉细，此病为黄疸日久，足厥阴肝经瘀结，足太阴脾失运健，三焦不利，气滞血瘀水阻所致。初在气分，久延血分，渐成沉疴，治当疏肝行气，活血散瘀，健脾祛湿，利胆退黄。本案之黄疸，似为少阳厥阴同病，尤以肝经瘀热夹毒为甚。故治以清热解毒利湿合行气化瘀之法。

方中，赤芍、丹参、郁金、茜草、延胡索活血化瘀治厥阴瘀毒，茵陈、栀子、大黄、田基黄清热利湿解毒，治少阳湿热，厚朴、枳实行气化瘀，白芷、白芍疏肝止痛，荆芥、防风祛风、止痒、除湿。药证相符，故疗效甚佳。

5.关于本案的疗效，辨证准确是重要的，能精准用药尤为重要，不仅在于清热利湿，更在于活血化瘀，而活血化瘀药中，尤以赤芍为第一要药。赤芍，堪称退黄疸的特效良药，《神农本草经》谓其苦平、除血痹、破坚积寒热疝瘕，利小便，现代已广泛用于急性黄疸、重症肝炎和淤疸型肝炎的治疗。用量要大，至少 30 g，或用至 60 ～ 80 g，堪称"虎将"，若合理配上清热利湿、凉血解毒之品则如虎添翼，疗效更捷。

三十一、培土生金、佐金平木、息风化痰、活血化瘀、软坚散结诸法合用治声音嘶哑（声带新生物）案

患者蔡某，女，50 岁。2021 年 11 月 11 日初诊。

主诉：声音嘶哑，咽喉肿痛 1 周。

病史：有慢性咽炎多年，近 1 周特别严重，咽喉疼痛，说话费力，声音嘶哑，在五官科查治，诊为声带新生物，用药未见效。患者自开服装店，比较辛苦，睡眠不足，说话较多。

刻诊：声低嘶哑，咽部红肿疼痛，舌干涩，咽部堵塞不通，说话费力，难以大声，睡眠不实，纳谷不香，二便尚可，心情焦虑不安，舌质红，苔黄，脉弦细。

临证分析：声带新生物，慢性咽炎本系耳鼻喉科病，但中

医分科不分家，科与科之间，医理是相通的，只要认清医理，观其脉证，知犯何逆，随证治之，应当各科通治，包括变证或坏病。

本例患者，慢性咽炎多年，反复发作，加上工作繁忙，睡眠不足，接待顾客，说话太多，体力渐不支，咽喉得不到休息，声带损之又损，正气减弱，水不涵木，因而出现风木亢盛之象。咽部红肿疼痛，语声嘶哑，舌红苔黄，脉弦都证明了这一点。那怎么办呢？肝之经脉多由喉咙入颃颡，即咽上腭与鼻相通的部位。中医学认为，肺为声音之门，肾为声音之根，声音的产生与肝肺肾有关，声音的疾病也与肝肺肾相关。现在病象为风木亢盛，声带长了新生物，这就必须遏制风木的生长，就按五脏的关系考虑，金胜木，故取培土生金、佐金平木之法，配以息风化痰、活血化瘀、软坚散结诸法。

处方：海浮石20g，浙贝母10g，桑叶10g，连翘10g，牛蒡子10g，木蝴蝶10g，麦冬10g，玄参10 g，牡蛎30g，赤芍10g，生地黄10g，牡丹皮10g，炒白术10g，三七叶10g，夏枯草10g，乌梅5g，桔梗6g，甘草5g，柴胡5g，黄芩5g。10剂。

二诊：12月4日，诸症减轻，效不更方，宗原方加减微调，续服2个月余。

三诊：2022年2月24日，去五官科复查，喉镜示慢性咽炎，未见新生物。共治3个月余获临床治愈。

【按语】

1.声带新生物是咽喉科难治性疾病之一，病因病理不明确，目前尚无有效的治疗方法。手术疗法，副作用多，患者大多不愿接受。

2.本案运用佐金平木，金水相生，软坚散结等，诸法并用，取得了满意的疗效。方中，牡蛎、夏枯草、生地黄、牡丹皮、赤芍、三七叶平肝降胆，连翘、木蝴蝶、麦冬养阴清热散结，海浮石、浙贝母配牡蛎、木蝴蝶宣肺化痰，软坚散结，牡丹皮、赤芍活血化瘀，白术培土生金。以上多数药均入肺经，有佐金之义。乌梅味酸，归肝脾肺经，敛肺涩肠，有蚀恶肉、化痔核、消息肉之功，乌梅配连翘、夏枯草、三七叶、浙贝母有解毒疗疮、去癥瘕之用。诸药合用，则培土生金，金水相生，平肝息风，软坚散结，活血化瘀，五效合一，故获良效。

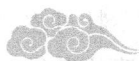

后记：漫漫求学路　拳拳报国情

　　我的祖父、父亲都是小有名气的乡村中医。中华人民共和国成立前，爸爸是中医，中华人民共和国成立后，人民政府办教育，聚师资，又让爸爸当上人民教师，然而找他看病的人仍然不少，他就白天教书，晚上行医，两不耽误。来往的患者常常逗我、夸我，我也喜欢他们，渐渐地在我幼小的心灵里种下了爱中医的种子。长辈们也许看出了我的苗头，正合他们心意，他们正好希望我能学习中医，以后继承家业、服务乡梓。于是在我读小学时，爷爷就经常教我辨认中药饮片，背诵汤头歌诀。因为喜欢，所以执着，加上老一辈的不断提醒、督促，故我学得较快，颇受群众赞许。

　　到中学时，爸爸认为我有了一定文化基础，又教我研习中医古文和古典诗词，为以后学习中医奠定基础。就在那个难忘的阶段，国家遭遇了"三年困难时期"，人民生活极为穷困，树皮、草根都被吃光了，许多人营养不良，患了浮肿病，辍学的学生比比皆是，在校学生每天连半斤粮食都不能保证，一天只能坚持上半天课，体育课不得不全停。我亲身经历了这段时间，那时的生活、学习状态让我刻骨铭心。我经常提醒自己，要挺得住，坚持就是胜利，曙光就在眼前。夏天没有电风扇，更没有空调，有条毛巾擦擦汗就可以了，晚上蚊虫多，没有驱蚊药械，就用芭蕉扇打一打，冬天没有煤炭和取暖设施，只能用泥盆柴火烤烤而已……那种艰辛，没经历过的人是难以想象的。

高中毕业后，我如愿考上了第二军医大学（现为中国人民解放军海军军医大学）。在这所大学上学，不仅学杂费全免，而且发放四季服装，免除每天的伙食费，还月月发津贴供零用。爸爸对我说："你们这辈人啊，真是太幸运了，国家培养你们，享受如此好的待遇，要不是共产党，恐怕许多人上不起大学呢。"我说："对，没有共产党就没有新中国，我一定好好学习，将来报效祖国，报答党。"既然这样说了，就一定要坚守信念。在学校里，我像鱼儿跳进了水里，在知识的海洋里畅游，除认真听取老师的讲授，完成作业以外，一有空闲就跑到图书阅览室，一坐就是几个钟头，有时竟不知道什么时候管理员已经走了，有几次被锁在阅览室里过夜，第二天才回宿舍，当时既无座机更无手机，无法联系，可把室友找苦了，于是他们戏称我是"书虫"。在校期间，我阅读了大量古今医籍，收集了不少验方，并着手整理，编写或改写汤头歌诀，乐此不疲。

大学毕业后，长期的医疗实践使我逐渐体会到，在多若繁星的方剂中，经方疗效确凿，非同凡响。于是在退休后，我开始收集整理经方资料，主要就是《伤寒杂病论》的资料，我秉仲景原旨，节其要而为歌诀，汇编成册，反复推敲、字斟句酌、数易其稿，直至言简意赅、堪启后学。然后我又将歌诀加以译释，以免内容过度简约而被人误解，至2013年终于完成了《老中医经方歌括译释》一书。此书稿被人民军医出版社录用，于同年5月正式出版。

尔后，我又不辞辛劳，陆续出版了《中医儿科学证方歌括》

《脾胃科诊疗要略》和《〈伤寒论〉重点条文旨奥》等著作。四本专著先后面世，标志着我的学术水平有了一些进步。人民群众爱戴我，各级领导看重我，并高度信任我、重视我，不仅给予我荣誉，还给予我传承中医的重担。2022 年，第七批全国老中医药专家学术经验传承工作室建设项目名单和继承工作指导老师名单，第四批江苏省名老中医药专家传承工作室建设项目名单先后公布，榜上有名，实属意外。文件要求每个工作室出一本关于医话、医论、医案的书，强烈的责任感和使命感让我欣然命笔，乃收集整理课堂实录医话 50 余则和臻选实效医案 31 例，汇编成册，以惠后学。

值此拙作完稿之际，我乘兴赋诗二首，以为后记：

八十抒怀二首

（一）

痼疾沉疴除不尽，

技低术乏愧医名。

心中未觉艰辛苦，

耳际常闻病痛吟。

苦口婆心为后学，

朝思暮想注深情。

年逾八秩初心在，

仲景岐黄总梦萦。

（二）

乐业安居足食衣，

家中医院往来急。

平生只习岐黄术，

到老尤忧万众疾。

滴水涌泉相报答，

春晖寸草怎堪提？

一心只想酬家国，

散尽余光何足惜！

甲辰岁末